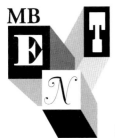

JN095303

編集企画にあたって……

　我々は日常臨床において，日々様々な医薬品を使用しているが，副作用（有害事象）のない医薬品はないといっても過言ではない．副作用には極めて軽微なものから比較的重度のものまで様々あるが，できれば副作用は発現しないほうがよいし，起こってもできる限り軽微なものでありたいことは我々すべてが希望するところであろう．

　近年の医療事情では，我々が患者さんに医薬品を使用する際に，起こりうる副作用につき可及的詳細に説明し，十分に納得していただいたうえで処方することが大切である．実臨床においてはそこまで説明・同意を得ておいても，いざ何らかの副作用が生じると患者さん側と我々医療者の間に離齬が生じてしまうこともある．ましてや説明していない副作用が発現すると，医療訴訟にまで発展しかねないのが現実である．よって我々は，医薬品の副作用につき，普段より熟知し，説明責任を果たしつつ，必ず記録に残すことを常としておくことが極めて大切である．取りも直さず，それらが患者さんを守り，我々を守ることに直結しているといえよう．

　さて，本企画では，我々耳鼻咽喉科領域で比較的しばしば使用される医薬品につき，知っておくべき副作用に関して，大学の准教授・講師を中心に比較的若い先生方に，最新の副作用の知見を含めてわかりやすく解説いただいた．

　諸兄におかれましては，明日からの日々の臨床に座右の書としてご活用いただければ，編者を含め著者一同にとり望外の喜びである．

2019 年 10 月

鈴木賢二

KEY WORDS INDEX

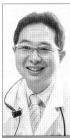

青井　典明
（あおい　のりあき）

2000年	島根大学医学部卒業
	同大学耳鼻咽喉科入局
2002年	国立浜田病院耳鼻咽喉科
2003年	島根大学大学院医学研究科入学
2005年	同大学医学部附属病院，助手
	独立行政法人国立病院機構浜田医療センター耳鼻咽喉科
2007年	島根大学医学部耳鼻咽喉科，助教
2008年	同大学大学院医学研究科修了
2010年	同大学医学部耳鼻咽喉科，講師
2017年	同，准教授

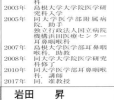

川北　大介
（かわきた　だいすけ）

2003年	名古屋市立大学卒業
	豊橋市民病院耳鼻咽喉科
2008年	愛知県がんセンター中央病院頭頸部外科レジデント
2010年	同センター研究所疫学・予防部門リサーチレジデント
2012年	名古屋市立大学耳鼻咽喉・頭頸部外科，臨床研究医
2013年	同大学耳鼻咽喉・頭頸部外科，助教
2016年	イタリア，ミラノ大学医療統計学分野訪問研究員
	米国ユタ大学ハンツマン癌研究所訪問研究員
2017年	名古屋市立大学耳鼻咽喉・頭頸部外科，助教
2018年	同，講師

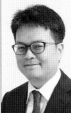

高林　哲司
（たかばやし　てつじ）

1997年	福井医科大学卒業
	同大学医学部附属病院耳鼻咽喉科医員（研修医）
2002年	同，医員
2006年	舞鶴共済病院耳鼻咽喉科
2009年	福井大学医学部耳鼻咽喉科頭頸部外科，助教
2010年	米国ノースウェスタン大学免疫アレルギー教室研究員
2013年	福井大学医学部耳鼻咽喉科頭頸部外科，助教
2015年	同，講師

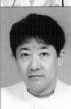

岩田　昇
（いわた　のぼる）

2000年	藤田保健衛生大学卒業
2003年	同大学耳鼻咽喉科，助教
2005年	東海記念病院耳鼻咽喉科
2006年	藤田保健衛生大学第二耳鼻咽喉科，助教
2008年	中津川市民病院耳鼻咽喉科，副部長
2012年	藤田保健衛生大学大学院博士課程修了
	同大学第二耳鼻咽喉科，助教

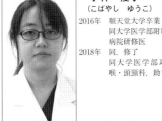

小林　優子
（こばやし　ゆうこ）

2016年	順天堂大学卒業
	同大学医学部附属浦安病院研修医
2018年	同，修了
	同大学医学部耳鼻咽喉・頭頸科，助手

田中　義人
（たなか　よしひと）

2009年	信州大学卒業
	名古屋第一赤十字病院，研修医
2011年	岐阜大学医学部附属病院高次救命治療センター，専攻医
2014年	JCHO中京病院皮膚科
2019年	藤田医科大学皮膚科学医学研究科（博士課程）
	タナカ皮膚科，院長

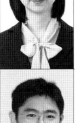

内田　育恵
（うちだ　やすえ）

1990年	大阪医科大学卒業
1998年	米国Oregon Health Sciences University留学
1999年	名古屋大学耳鼻咽喉科，助手
2001年	国立療養所中部病院・長寿医療研究センター耳鼻咽喉科
2010年	国立長寿医療研究センター，医長
2011年	愛知医科大学耳鼻咽喉科，講師／国立長寿医療研究センター，客員研究員
2019年	愛知医科大学耳鼻咽喉科，准教授

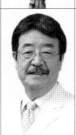

菅原　一真
（すがはら　かずま）

1996年	山口大学卒業
	同大学耳鼻咽喉科入局
2002年	同大学医学部，助手
2003年	米国ワシントン大学医学部耳鼻咽喉科客員研究員
2005年	山口大学大学院医学系研究科，助手
2008年	同大学医学部附属病院，講師
2017年	同大学大学院医学系研究科，准教授

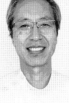

宮本　直哉
（みやもと　なおや）

1985年	名古屋市立大学卒業
	同大学医学部耳鼻咽喉科学教室入局（臨床研修医）
1986年	一宮市立市民病院
1989年	名古屋市立大学医学部，助手
1993年	学位（医学博士）取得
1995年	米国オハイオ州立大学Otological Research Lab.へ留学
1997年	名古屋市立大学医学部，学内講師
1999年	同，講師
2002年	愛知県厚生農業協同組合連合会加茂病院耳鼻咽喉科，部長
	名古屋市立大学医学部，非常勤講師（兼任）
2003年	同，臨床助教授（兼任）
2005年	宮本ファミリー耳鼻科（愛知郡東郷町）開院，院長

大堀　純一郎
（おおほり　じゅんいちろう）

2000年	熊本大学卒業
	鹿児島大学耳鼻咽喉科入局
2008年	同大学大学院耳鼻咽喉科，助教
2011年	同，講師

鈴木　賢二
（すずき　けんじ）

1978年	名古屋市立大学卒業
1988年	豊橋市民病院耳鼻咽喉科，部長
1991〜93年	米国オハイオ州立大学耳鼻咽喉科留学
2000年	藤田保健衛生大学，講師（坂文種報徳會病院耳鼻咽喉科）
2002年	藤田保健衛生大学，助教授（坂文種報徳會病院耳鼻咽喉科）
2003年	同，教授
2015年	同大学，名誉教授
	ヨナハ総合病院，院長
2019年	尚徳会ヨナハ総合病院理事長・院長

CONTENTS

知っておくべき
耳鼻咽喉科領域における医薬品副作用

編集企画／鈴木賢二
尚徳会理事長
ヨナハ総合病院院長

Monthly Book ENTONI　No. 240/2020. 1　目次

編集主幹／市川銀一郎　　小林俊光

【ENTONI®（エントーニ）】
ENTONIとは「ENT」（英語のear, nose and throat：耳鼻咽喉
科）にイタリア語の接尾辞 ONE の複数形を表す ONI をつけ，
耳鼻咽喉科領域を専門とする人々を示す造語．

Monthly Book

ENTONI

エントーニ

No. 231

好評増刊号

2019年4月増刊号

耳鼻咽喉科医が頻用する
内服・外用薬
―選び方・上手な使い方―

■ 編集企画　松原　篤（弘前大学教授）
164 頁，定価（本体価格 5,400 円＋税）

日常の外来診療で遭遇する疾患を取り上げ，内服・外用薬の選び方・使い方・注意点など
わかりやすく解説！是非知っておくと役立つ他科専門医からのアドバイスも掲載！！

☆ CONTENTS ☆

 全日本病院出版会　〒113-0033 東京都文京区本郷 3-16-4　Tel：03-5689-5989
www.zenniti.com　Fax：03-5689-8030

MB ENT, 240：1-8, 2020

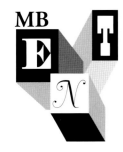

◆特集・知っておくべき耳鼻咽喉科領域における医薬品副作用

経口抗菌薬

宮本直哉*

Abstract 近年，耳鼻咽喉科領域感染症に対する治療は，優れた抗菌薬により保存的治療が中心になり手術治療の適応は少なくなってきた.

しかしながら，抗菌薬は全身投与である場合，何らかの副作用をもたらす可能性がある.感染症治療において，臨床医は抗菌薬による副作用を理解し，効率的な治療を心がけなくてはならない. そこで本稿では，発症様式からみた各副作用について，そして耳鼻咽喉科領域感染症に対する各種抗菌薬使用の視点から副作用について述べる.

副作用発症様式として，腎障害，肝障害，耳毒性，痙攣，神経・筋接合障害，末梢神経障害，アンタビュース作用，腸内細菌叢の変化と生体影響などについて説明する. また，耳鼻咽喉科領域感染症でよく使用される抗菌薬としては，βラクタム系抗菌薬，マクロライド系抗菌薬，キノロン系抗菌薬，アミノグリコシド系抗菌薬，グリコペプチド系抗菌薬などがあり，これらの持つ副作用について述べる.

Key words 抗菌薬(antibiotics)，副作用(side effect)，感染症(infection)，耳鼻咽喉科(otorhinolaryngology)，治療(treatment)

はじめに

耳鼻咽喉科は頭頸部外科ともいわれ，本来は頭頸部の臓器を扱う外科系診療科であったが，めまい・難聴などの神経疾患，アレルギー疾患，そして感染症も扱う幅の広い診療科になってきている.

副鼻腔炎や中耳炎は感染症であるが，一昔前まで難治例には手術治療が施されることが多く，現在多くの患者がその後遺症を抱えている. ところが近年，薬物治療の発達により，保存的な治療で治る症例が増えつつある. とりわけ優れた抗菌薬により，保存的治療が多くなり，それに伴い手術治療の適応は少なくなった.

しかしながら，抗菌薬は選択毒性(薬剤が病原微生物に作用し発育抑制または死滅させる作用)の高い薬剤ではあるとはいうものの，全身投与である場合，何らかの副作用(宿主に対する作用)を

もたらす可能性がある. 抗菌薬の副作用に関しては古くから多く報告されているが，その発現機序が明らかになっているものはそれほど多くはない.

そこで臨床医は感染症治療において，抗菌薬による副作用を理解し，効率的な治療を心がけなくてはならない.

本稿では，まず発症様式からみた各副作用について，後半は耳鼻咽喉科領域感染症に対する抗菌薬使用の視点からの副作用について述べる.

抗菌薬による副作用の種類

抗菌薬が感染部位でその抗菌力を発揮するには，体内に吸収され感染部位に移行する必要がある. そして，その役目を果たした抗菌薬は腎臓や肝臓などの臓器から体外へ排泄される. 抗菌薬はその標的が感染症を起こす病原微生物であっても，体内に投与され作用を発揮する以上，副作用

* Miyamoto Naoya，〒470-0155 愛知県愛知郡東郷町白鳥 2-22-12 宮本ファミリー耳鼻科，院長

表 1. 濃度依存型・非依存型副作用

	抗菌薬の種類	主な副作用
濃度非依存型副作用	ペニシリン系 セフェム系 カルバペネム系	過敏症
	ペニシリン系 セフェム系抗	腎障害
濃度依存型副作用	アミノグリコシド系	腎障害 耳毒性
	ペニシリン系 セフェム系 カルバペネム系 キノロン系	痙攣
	グリコペプチド系	腎障害 耳毒性

(文献 2 より引用，一部改変)

としての宿主の細胞・組織への何らかの影響は避けられない．また，抗菌薬の副作用は軽微なものから重篤なものまであり，複数の組織・臓器を含む多彩なものとなっている．

抗菌薬の副作用は大きく 2 つに分けられる．血中濃度に依存する「濃度依存型」と依存しない「濃度非依存型」である[1]．濃度非依存型は免疫学的機序と考えられているが，濃度依存型は発生機序が十分解明されていないものもある(表1)[2]．

1．腎障害

抗菌薬投与による腎障害は，アミノ配糖体系やグリコペプチド系抗菌薬に多い．その機序は中性付近で陽性に荷電している抗菌薬と，陰性に荷電している腎細胞膜リン脂質の結合によるものと考えられている[3)~8)]．バンコマイシンなどによる腎障害は薬物の濃度と関連性がある血中濃度依存型の副作用である[6)~9)]．

抗菌薬濃度依存性に出現する副作用を予防するには，その血中（組織内）濃度が上昇しすぎないように投与方法を調節する必要がある．腎排泄型の抗菌薬を投与する際，腎機能低下の患者においては体内蓄積の危険性があるため，腎機能に応じた投与方法が必要である．バンコマイシンなどでは，TDM(therapeutic drug monitoring：薬物治療モニタリング)を実施し適切な血中濃度を保つことが必要である[2)10)]．

2．肝障害

薬物性肝障害は「中毒性」と「特異体質性」に分類され，前者は薬物自体またはその代謝産物が肝毒性を持つ濃度依存型である．後者はさらに「アレルギー性特異体質」と「代謝性特異体質」に分類され，薬物性肝障害の多くはこれに属する．「アレルギー性特異体質」は薬物そのものや中間代謝産物がハプテンとなり担体蛋白と結合して抗原性を獲得し，T 細胞依存性肝細胞障害により惹起される．「代謝性特異体質」は薬物代謝関連酵素の特殊な個人差(遺伝的素因)に起因する．「特異体質性」は一般的に濃度依存型でないため発症の予測は困難なことが多いが，「代謝性特異体質」は代謝関連遺伝子異常などを調査することにより，予測可能になりつつある．抗菌薬投与中に肝障害が発生した場合，薬物性肝障害を疑うべきであり，速やかに使用を停止すれば重篤化することはほとんどないが，気づかずに長期間使用すると重篤化することがある[11)]．

肝障害においては，腎障害に対するクレアチニン・クリアランス測定のような予防策がない．軽度～中等度の肝機能障害では肝代謝型の抗菌薬の量の調整は不要である．高度の肝機能障害の場合は，肝代謝型の薬剤の投与量を調整するか，腎排泄型の抗菌薬を選択する．

3．耳毒性

アミノ配糖体系抗菌薬は前庭神経障害や蝸牛神経障害をきたすことがある．前庭神経障害は抗菌薬が有毛細胞に障害を与えることで，めまい・ふらつきなどが生じる．蝸牛神経障害は内耳のリンパ液に移行した薬剤が外有毛細胞を傷害し耳鳴り・聴力障害が生じる．発現する要因としては，高い血中濃度，腎機能障害，循環血液量低下，併用薬が考えられる．その後，進行すると内有毛細胞，さらには支持細胞も傷害する[12)~14)]．腎障害と同様のメカニズムで薬剤は結合するため，耳毒性の予防には腎毒性と同様，腎機能に応じた投与量の設定と，投与期間の短縮を心がける必要がある[6)~8)]．

表 2．中枢神経障害

譫妄(せんもう)，錐体外路症状，痙攣，頭痛，悪心，複視，羞明，眩暈，聴力低下，不眠，知覚障害，傾眠

(文献 2 より引用，一部改変)

4．痙　攣

抗菌薬の中枢神経系に対する副作用はめまい，ふらつき，睡眠障害などの軽微なものから，痙攣など重篤なものもある．特にキノロン系抗菌薬は中枢神経系の副作用が多い(表2)[2]．

1）βラクタム系抗菌薬

ペニシリン G，セファゾリン，セファロリジンなどのβラクタム系抗菌薬投与による痙攣誘発作用は古くから報告されている．その他のペニシリン系，セフェム系，またカルバペネム系抗菌薬でも痙攣が誘発されたとの報告がある[16)~20)]．

βラクタム系抗菌薬による痙攣誘発作用は中枢神経系における抑制性神経伝達物質であるγアミノ酪酸(GABA)の受容体結合との関連で検討されている．βラクタム系抗菌薬はGABAの受容体への結合を阻害する．このことが痙攣誘発の機序と考えられている[21)22)]．

2）キノロン系抗菌薬

エノキサシン，シプロフロキサシン，ノルフロキサシン，オフロキサシン，ロメフロキサシンなどのキノロン抗菌薬投与に関連した痙攣が臨床的に報告されている[23)~27)]．βラクタム系抗菌薬同様，キノロン系抗菌薬も濃度依存性にGABA受容体結合を阻害することが示されている[28)~30)]．

また，1986 年にエノキサシンと非ステロイド性消炎鎮痛薬(NSAIDs)フェンブルフェンとの併用時に痙攣が誘発されたとの報告があり，キノロン系抗菌薬とNSAIDsとの併用が禁忌または注意となっているものが多い[31)]．エノキサシンをマウスの脳室内に投与することにより投与量依存的に痙攣を誘発することができる．そして，ビフェニール酢酸(フェンブルフェンの活性代謝産物)，フルロビオフェンなどをエノキサシンと同時にマウス脳室内に投与するとエノキサシンの痙攣誘発作用が増強される．さらにNSAIDsそれぞれにより，痙攣誘発作用の程度が異なることが明らかになった．

5．神経・筋接合障害

アミノ配糖体系抗菌薬では，神経・筋接合部を阻害することが知られている．したがって，麻酔薬，筋弛緩薬との併用には注意を要する[13)]．

テトラサイクリン系抗菌薬はカルシウムをキレートする作用があり，同様に神経・筋接合部を阻害する可能性がある[2)]．

6．末梢神経障害

抗結核薬イソニアジドは四肢末梢の感覚運動障害をきたすことがある．クロラムフェニコールによる下肢末梢の神経障害，視力障害も認められている[32)]．また，エタンブトールによる視神経炎は重篤な副作用であり長期投与により重症化する．

7．アンタビュース作用

アンタビュース作用とはアルコール類と抗菌薬を同時に摂取した際に，顔面紅潮や頭痛などの症状が出ることである[33)~35)]．一部のセフェム系抗菌薬による副作用であり抗菌薬が有するメチルテトラゾルチオール基が，アセトアルデヒド脱水素酵素を阻害するために発現すると言われている[34)]．

8．血糖調節障害

キノロン系抗菌薬による低血糖が報告されている[36)]．膵臓 β 細胞からのインスリン放出増加が原因と考えられ，動物実験ではエノキサシン，ロメフロキサシン，ガチフロキサシンによる血糖値の低下が確認されている[37)38)]．

9．腸内細菌叢の変化と生体影響

抗菌薬の使用が腸内細菌叢を乱し，アレルギー性疾患，炎症性腸疾患，自己免疫性疾患，非感染性疾患(がん，循環器疾患，糖尿病，慢性呼吸器疾患)などの慢性炎症疾患の発症に影響を与えることがある[39)]．

薬剤性腸炎は，医薬品の副作用として腸に炎症が生じ，腹痛や下痢などの症状が現れる病態である．薬剤性腸炎の中でも抗菌薬が原因で大腸に炎症が起こるものは抗菌薬起因性大腸炎と呼ばれ，それらはさらに「偽膜性大腸炎」と「出血性大腸炎」に大別される．「偽膜性大腸炎」は，抗菌薬(特にセフェム系抗菌薬やリンコマイシン系抗菌

表 3. βラクタム系抗菌薬の副作用

過敏反応	アナフィラキシーショック
胃腸障害	下痢，偽膜性腸炎，出血性腸炎
肝障害	トランスアミラーゼ上昇
腎障害	間質性腎炎
血液障害	血小板凝集障害，プロトロンビン時間の延長
神経障害	痙攣（用量依存性）
電解質異常	低カリウム血症（ペニシリン大量投与）
アンタビュース作用	アルコール摂取時に頭痛，動悸，悪心，嘔吐，低血圧，ショック（セフェム系抗菌薬）

（文献 43 より引用，一部改変）

薬）の服用により腸内細菌叢の菌交代現象が起こり，クロストリジウム・ディフィシルや黄色ブドウ球菌などが異常増殖し，それらがつくる毒素が大腸粘膜の循環障害を引き起こすとされている[40]~[42]．「偽膜性大腸炎」は，基礎疾患のある高齢者に多くみられる．「出血性大腸炎」のメカニズムはいまだに解明されていないが，ペニシリン系抗菌薬が何らかのアレルギー反応を引き起こし，大腸の血流を障害しびらん・出血を起こすとされている．「出血性大腸炎」は，若者や中年に多くみられる．

抗菌薬投与による血液凝固障害が認められている．機序としては，抗菌薬投与により腸内細菌叢の変化に伴うビタミン K 産生低下，一部のセフェム系抗菌薬が有するメチルテトラゾルチオール基が肝でのビタミン K 依存的な凝固因子の合成を阻害することと考えられている[33]．これらの凝固障害は食事摂取不良の患者で生じやすい．

10. アレルギー

抗菌薬の種類にかかわらず投与により，ショックおよびアナフィラキシー様症状をきたす可能性がある．アナフィラキシーは IgE 抗体が関与する I 型（即時型）アレルギーであるが，他に細胞や組織に密着した抗菌薬が抗原となり細胞障害をきたす II 型アレルギーもあり，Coombs 陽性溶血性貧血，顆粒球減少症，血小板減少症，間質性腎炎などを起こす．また，免疫複合体形成による細胞・臓器障害をきたす III 型アレルギーがあり，発熱，血清病様症状（皮疹，関節痛，蛋白尿）をもたらす．そして，感作 T 細胞による細胞・臓器障害をきたす IV 型アレルギーとして，接触性皮膚炎，薬疹な

どがある．

耳鼻咽喉科領域で使用される抗菌薬と副作用

耳鼻咽喉科領域感染症でよく使用される各抗菌薬の主な副作用について述べる．

1．βラクタム系抗菌薬

βラクタム系抗菌薬は耳鼻咽喉科領域感染症に広い適応を持ち，最も多く使用される抗菌薬である．ペニシリン系，セフェム系，カルバペネム系，モノバクタム系，ペネム系抗菌薬などのβラクタム系抗菌薬は細胞壁合成阻害薬で選択的毒性が高く，安全性は高いと考えられている．しかし，ペニシリン系抗菌薬ではアナフィラキシーショックの報告もある．

伝染性単核球症患者，慢性リンパ性白血病患者，アロプリノール治療患者にペニシリン系抗菌薬を投与すると発疹が出現することがある．偽膜性腸炎を起こし，院内感染をきたすこともあり，広域抗菌薬，複数の抗菌薬を使用していると発症するリスクが高くなる．また，セフェム系抗菌薬ではアンタビュース作用も出やすくなり，投与後1 週間は飲酒を控えさせる必要がある．その他の副作用を表3に示す[43]．

比較的安全性が高いと考えられているβラクタム系抗菌薬でも，体内蓄積をきたせば濃度依存型の副作用を起こす危険性があるので，高度腎障害患者，特に透析患者においては投与量を検討すべきである．

2．マクロライド系抗菌薬

慢性気道感染症に対する，マクロライド少量長期療法は有用性が高いため，耳鼻咽喉科領域では

広く使用されている抗菌薬である.

マクロライド系抗菌薬は静菌作用のある蛋白合成阻害薬であり，その代謝過程において様々な副作用を示す．代謝酵素CYP3A4で代謝されるが，この酵素で代謝される他の薬剤は多く，併用により各々の薬剤が持つ副作用が出やすくなる[44].

エリスロマイシンやクラリスロマイシンとピモジドの併用によるQT延長，心室性不整脈，エルゴタミン含有製剤との併用による四肢の虚血，血管痙攣，タダラフィルとの併用によりクリアランスが低下し作用が増強することなど，重篤なものもあり併用禁忌である．ロキシスロマイシンとエルゴタミン含有製剤との併用，ジョサマイシンとエルゴタミン含有製剤・メシル酸ジヒドロエルゴタミンとの併用も禁忌である．また，ワルファリン，テオフィリン，ジゴキシンとの併用は注意となっている．その他，一般的な消化器系副作用（悪心，嘔吐，下痢，軟便など）もある.

マクロライド系抗菌薬は併用禁忌，併用注意，副作用が多岐にわたるため，事前に添付文書をよく確認する必要がある．副作用軽減のためには投与量を減らすのも1つの方法である.

3．ニューキノロン系抗菌薬

ニューキノロン系抗菌薬はDNA合成阻害薬であり，強い抗菌作用を有する．最近は改良が加えられ抗菌スペクトルも広くなり，また小児にも適応を持つものもあり，耳鼻咽喉科感染症治療においては非常に有用性の高い抗菌薬である.

しかし，神経系を中心とした副作用があるため

表 4. キノロン系抗菌薬の副作用

消化器障害	下痢，悪心，嘔吐，食欲不振
中枢神経障害	痙攣，頭痛，めまい，不眠
皮膚症状	光線過敏，発疹
肝障害	肝機能値の異常，黄疸，肝炎
腎障害	急性腎炎，間質性腎炎
筋，骨格障害	関節障害，横紋筋融解症
循環器系障害	QT延長，低血圧
代謝障害	血糖値の異常

（文献43より引用，一部改変）

注意を要する．副作用の一覧を表4に示す[43].特にNSAIDsとの併用で，痙攣が出やすくなるが，前述のようにこの副作用の程度はキノロン系抗菌薬とNSAIDsの組み合わせにより異なる[45].他にトスフロキサシン，ガチフロキサシンによる低血糖または高血糖，スパフロキサシンによる光線過敏症，エノキサシン，ロメフロキサシンによる低血糖，スパフロキサシン，モキシフロキサシンによるQT延長が報告されている．同作用のある他の薬剤との併用は避ける必要があり，併用禁忌薬も多い（表5）[43].

また，ニューキノロン系抗菌薬投与により幼弱動物の関節障害が生じたため，小児に対して適応を持つものは多くなく，ノルフロキサシンとトシル酸トスフロキサシンのみが小児適応を持っている.

4．アミノグリコシド系抗菌薬

アミノグリコシド系抗菌薬は結核菌やMRSA（メチシリン耐性黄色ブドウ球菌）などの耐性菌に対して有用な抗菌薬であるが，耳鼻咽喉科領域感染症に対しては，内服薬の使用頻度は減ってきている.

表 5. キノロン系抗菌薬の併用禁忌

キノロン系抗菌薬	併用薬	副作用
エノキサシン ノルフロキサシン プルリフロキサシン ロメフロキサシン	フェンブルフェン フルルビプロフェン・アキセチル フルルビプロフェン	痙攣
シプロフロキサシン	ケトプロフェン	痙攣
スパルフロキサシン	ジソピラミド アミオダロン	QT延長 心室性不整脈

（文献43より引用，一部改変）

表 6. アミノグリコシド系抗菌薬の副作用

腎障害	尿細管の障害，蛋白尿，クレアチニンクリアランス値の上昇，低カリウム血症，低カルシウム血症，低リン酸血症
耳毒性	聴力障害，眩暈
神経・筋伝達障害	麻酔薬・筋弛緩薬の作用増強

（文献 43 より引用，一部改変）

蛋白合成阻害により抗菌作用を示し，殺菌作用もある．主な副作用は腎毒性と耳毒性で，その他神経・筋伝達障害がある（表 6）[43]．

副作用は用量依存性に起こり，血中濃度が critical level を超える時間に比例して毒性が高くなる．したがって，副作用を予防するには TDM が必要である．

アミノグリコシド系抗菌薬の腎毒性は尿細管障害と腎不全をきたす．腎毒性を避けるには高用量を投与しピーク血中濃度を上げ，その一方，投与間隔をあけて定常状態最低血中濃度をできるだけ下げることが必要である[46]．

耳毒性に関しては，聴力回復は難しいだけではなく，いったん障害が出始めると，投薬を中止しても難聴は進行する．遺伝的要因もあるため，投与前には十分な問診が必要である．

5．グリコペプチド系抗菌薬

細胞壁合成阻害薬であるグリコペプチド系抗菌薬の中で，バンコマイシンやテイコプラニン（注射剤のみ）が耳鼻咽喉科領域感染症ではしばしば使用される．主な副作用はアレルギー反応と腎障害である．点滴静注においてではあるが，短時間に投与すると red neck 症候群（顔面・頸部・体幹の紅斑性充血，瘙痒など）が出現する．腎障害に対しては TDM を行うのが望ましい．

6．リンコマイシン系抗菌薬

リンコマイシン系抗菌薬にはクリンダマイシンとリンコマイシンがある．嫌気性菌感染症に対し有用な抗菌薬であり，主な副作用は下痢である．偽膜性腸炎をきたす頻度が高い．

まとめ

抗菌薬は感染症治療において，なくてはならない薬剤である．古くから副作用は報告されているが，発生機序および対策は必ずしもまだ十分な検討がなされていない．

日常診療においては，副作用の可能性を常に意識し，予防に努め，副作用出現時には迅速な対応を心がけることが必要である．

文 献

1）堀 誠治：副作用．砂川慶介ほか（編）：58-72，抗菌薬投与の科学．医薬ジャーナル社，1998．

2）堀 誠治：抗菌薬の副作用とその発現機序—濃度依存的な副作用を中心に—．日化療会誌，**52**：93-303，2004．
Summary 抗菌薬の副作用を，薬理学的知見を基に解説．副作用には濃度依存的なものと非依存的なものがあることを説き，副作用毎の詳しい解説を加える．

3）北本 清：アミノ配糖体薬の副作用．伊藤宗元ほか（編）：39-44，医薬品の副作用 3．中外医学社，1992．

4）斎藤 篤：化学療法剤の副作用軽減に対する検討．清水喜八郎（監）：142-148，ホスホマイシン—新たなる展開．中外医学社，1995．

5）土井邦雄：臓器毒性．長尾 拓（編）：170-177，医薬品の安全性．南山堂，2004．

6）Gilbert DN：Aminoglycosides. Mandell G L, et al ed：307-336, In Mandell, Douglas, and Bennett's Principle and Practice of Infectious Diseases. Chuchill Livingstone, 2000.

7）Rahman H, Smith L：Glycopeptides. Armstrong D, et al ed：101-106, In Infectious Diseases. Mosby, 1999.

8）Quintiliani R Jr, Quintiliani R, Nightingale CH：Aminoglycosides. Cohen J, et al ed：1809-1818, In Infectious Diseases, 2nd ed. Mosby, 2004.

9）松本文夫，森田雅之，佐藤康信：ポリペプチド系．砂川慶介ほか（編）：221-229，抗菌薬投与の科学．医薬ジャーナル社，1998．

10）堀岡正義：調剤学総論（第 5 版）．南山堂，2001．

11）岡上 武，足立幸彦，石川哲也ほか：重篤副作用疾患別マニュアル 薬物性肝障害．厚生労働省，2008．

12）秋吉正豊：聴器毒性（耳障害）．上田 泰（編）：123-140，アミノ配糖体薬．南江堂，1985．

13）金光敬二，嶋田甚五郎：抗菌薬：545-551，別冊日本臨牀領域別 症候群シリーズ No.27，神経症候群 II．日本臨牀社，1999．

14）鍋島俊隆，長谷川雅哉，稲垣聡美ほか：臓器毒性．長尾　拓（編）：197-222，医薬品の安全性．南山堂，2004．

15）厚生省医薬安全局安全対策研究会（監）：医薬品副作用　要覧第2集．ミクス，1998．

16）Raicle ME, Kutt H, Louis S, et al：Neurotoxicity of intravenously administered penicillin G. Arch Neurol, **25**：232-239, 1971.

17）Curtis DR, Game CJA, Johnston GA, et al：Convulsive action of penicillin. Brain Res, **43**：242, 1972.

18）Yost RL, Lee JD, O'Leary JP：Convulsions associated with sodium cefazolin：a case report. Am Surg, **43**：417-420, 1977.

19）Bechtel TP, Slaughter RL, Moore TD：Seizures associated with high cerebrospinal fluid concentration of cefazolin. Am J Pharm, **37**：271-273, 1980.

20）Yoshida H, Nambu H, Fukita M, et al：Counvulsion following intrathecal cephaloridine. Infection, **3**：123-124, 1975.

21）Shimada J, Hori S, Kanemitsu K, et al：A comparative study on the convulsant activity of carbapenems and beta-lactams. Drugs Exptl Clin Res, **18**：377-381, 1992.

22）Hori S, Kurioka S, Matsuda M, et al：Inhibitory effect of cephalosporins on γ-aminobutyric acid receptor binding in rat synaptic membranes. Antimicrob Agents Chemother, **27**：650-651, 1985.

23）Simpson KJ, Brodie MJ：Convulsions related to enoxacin. Lancet, ii：161, 1985.

24）Arcieri G, Griffith E, Gruenwald G, et al：Ciprofloxacin；an update on clinical experience. Am J Med, **82**（suppl 4A）：381-394, 1987.

25）Anastatio GD, Mensder D, Little JM：Norfloxacin and seizures. Ann Intern Med, **109**：169-170, 1988.

26）大沼菊夫，蓮池美樹，林　泉：OFLX投与中に重い神経症状がみられた呼吸器感染症の2例　大発作様痙攣と幻視．日化療会誌，**38**：270，1990．

27）定光大海，立石彰男，副島由行ほか：塩酸ロメフロキサシンを大量に服用した1例．第2回中国四国中毒研究会プログラム・抄録集4，1990．

28）堀　誠治，嶋田甚五郎，柴　孝也ほか：Sparfloxacinの痙攣誘発作用に関する研究．Chemotherapy，**39**（S4）：161-166，1991．

29）Hori S, Shimada J：Effects of quinolones on the central nervous system. Hooper DC, et al ed：513-518, In Quinolone Antimicrobial Agents, 2nd ed. American Society for Microbiology, 1993.

30）Shimada J, Hori S：Adverse effect of fluoroquinolones. Prog Drug Res, **38**：133-143, 1992.

31）堀　誠治，川村将弘：非ステロイド薬からみたキノロン系薬との薬物相互作用—Gatifloxacinとnorfloxacinの比較検討—．日化療会誌，**50**：460-463，2002．

32）鍋島俊隆，長谷川雅哉，稲垣聡美ほか：臓器毒性．長尾　拓（編）：177-197，医薬品の安全性．南山堂，2004．

33）Suttie JW, Jackson CM：Prothrombin structure, activation and biosynthesis. Physiol Rev, **57**：1-70, 1977.

34）Drummer S, Hauser WE Jr, Remington JS：Antabuselike effect of β-lactam antibiotics. New Engl J Med, **303**：1417-1418, 1980.

35）Buening MK, Wold JS, Israel KS, et al：Disulfiramlike reaction to β-lactams. JAMA, **245**：2027-2028, 1981.

36）中畑　久，平井裕一，熊坂善裕：Tetrazole基を有するcephem系抗生物質のdisulfiram-like reactionについて—特に肝acetaldehyde dehydrogenase活性の検討—．Chemotherapy，**33**：984-987，1985．

37）厚生省薬務局：医薬品副作用情報No. 117, 1992.

38）厚生労働省：医薬品副作用情報 No. 188, 2003.

39）秋田博伸：各種抗生剤投与による腸内細菌叢の変動（小児科領域にみられる影響について）．感染症学雑誌，**56**：1216-1224，1982．
Summary　抗菌薬投与時における腸内細菌叢の変動を検討．特に尿路感染症治療時の菌交代の出現頻度と使用抗菌薬との関連について検討．

40）Saco LS, Herlihy KJ, Powell DW, et al：Pseudomembranous（antibiotic-associated）colitis. J Am Acad Dermatol, **4**：619-629, 1981.

41）Larson, HE：The experimental Pathogenesis of antibiotic related colitis. Scan. J Infect Dis Suppl, **22**：7-10, 1980.

42）Allen SD, Dunn GD, Page DL, et al：Bacteriological studies in a patient with antibiotic-associated pseudomembranous colitis. Gastroenterology, **73**：153-163, 1977.

43）小林一女：抗菌薬の有害事象．JOHNS, **27**：42-

45, 2011.

　Summary　耳鼻咽喉科領域感染症で使用される各種抗菌薬の主たる副作用ならびに，その予防などについての解説．

44）志賀　剛：医療現場で注意すべき薬物相互作用．臨床薬理，**44**：490-494, 2013.

　Summary　基礎疾患を有する患者や，高齢者に薬剤を投与したとき，病態の悪化や有害事象をもたらすことがある．この事象に対する注意点を解説．

45）堀　徹治：抗菌薬の副作用と発現メカニズム-キノロン薬を中心に．感染症，**38**：134-138, 2008.

46）森田邦彦：抗菌薬の動態と薬効・副作用．治療学，**43**：62-66, 2010.

MB ENT, 240 : 9-13, 2020

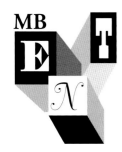

◆特集・知っておくべき耳鼻咽喉科領域における医薬品副作用

注射用抗菌薬

菅原一真[*1]　　山下裕司[*2]

Abstract　耳鼻咽喉科領域で扱う上気道は体内と外界が接する部分であり，感染症の頻度が高い部位である．よって，耳鼻咽喉科医は抗菌薬を用いて細菌感染の治療をしばしば行っている．抗菌薬は様々な副作用が報告されており，安全に抗菌薬を使用するには副作用に関する知識が不可欠となる．本稿では，注射用抗菌薬の副作用について解説を行った．過敏症は代表的な副作用である．重症なものは生命予後にも関係することから，投与前の薬剤アレルギーの問診が重要である．肝障害，腎障害もしばしば経験する副作用である．早期に発見することで，重篤化を予防することが可能である．アミノグリコシド系やグリコペプチド系薬剤による腎障害や内耳障害は発現と血中濃度が深く関与している．治療薬物モニタリングを行うことが副作用の頻度を軽減すると考えられる．その他にも多岐にわたる副作用が生じうるが，知識を持つことによって早期に発見し，対応することが重要である．

Key words　抗菌薬(diabetes)，アナフィラキシー(anaphylaxis)，肝障害(liver disorder)，腎障害(renal insufficiency)，治療薬物モニタリング(therapeutic drug monitoring；TDM)

はじめに

抗菌薬は 1928 年 Alexander Fleming によるペニシリンの発見が発端となり，徐々に実用化され，現在では多くの感染症患者にとって有益な薬剤となっている．以前は死因の上位を占めていた感染症であるが，最近では減少しているとされる．しかしながら，薬剤耐性菌が大きな問題となっているように，現在でも細菌感染症は重要な疾患の 1 つであり，医療を行ううえで必ず遭遇する疾患である．特に耳鼻咽喉科領域は，その診療分野に外界と接する上気道を含む関係から，多くの細菌感染症に対して抗菌薬を用いて治療を行う機会がある．一方，抗菌薬は多くの副作用が報告されており，安全に治療を行ううえでは，副作用に関する知識は重要である．表 1 には，代表的な抗菌薬の分類と副作用をまとめた[1)2)]．本稿では，注射用抗菌薬を扱ううえで必須となる副作用について解説した．

過敏症，アナフィラキシー

抗菌薬はその化学物質としての構造から分類されているが，なかでもペニシリン系，セフェム系抗菌薬は，代表的な β ラクタム系抗菌薬として，日常診療で広く，使用される．表 1 にも記載されているように，過敏症やアナフィラキシーは β ラクタム系抗菌薬を使用する際，最も注意すべき副作用となる．過敏症は軽症のものは発疹のみである場合もあるが，血圧の低下，チアノーゼ，意識レベルの低下，ショックのように重症の場合には生命予後に関係することもありうる．ペニシリン系では軽症のものも含めれば 0.01〜0.05%，致死的なアナフィラキシーショックは 0.001〜0.005% と報告されており[3)]，薬剤の使用頻度を考

[*1] Sugahara Kazuma，〒755-0585 山口県宇部市南小串 1-1-1　山口大学大学院医学系研究科耳鼻咽喉科学，准教授
[*2] Yamashita Hiroshi，同，教授

表 1 注射用抗菌薬にみられる副作用一覧

	過敏症	アナフィラキシー	胃腸障害	中枢神経障害	肝障害	腎障害	聴力障害	血液障害	菌交代症	神経筋ブロック	光線過敏症	低血糖
ペニシリン系	◎	◎	◎		○	○		○	○			
セフェム系	◎	◎	◎		○	○		○	○			
ニューキノロン系	○	○	○	○	○						○	○
カルバペネム系	○	○	○	○	○			○				
アミノ配糖体系	○				○	◎	◎			○		
マクロライド系	○		○		○							
リンコマイシン系	○		◎		○				○	○		
ST 合剤	◎	◎		○		○		○				○
テトラサイクリン系	○	○	◎	○	◎				○		○	
グリコペプチド系	○					◎	◎					
クロラムフェニコール系	○	○	○	○	○			◎				

（抗菌薬適正使用生涯教育テキストと文献 1 より改変引用）

えるといつかは遭遇する可能性のある副作用である．さらに，注意すべきこととして過去に同じ系統の抗菌薬によるアナフィラキシーの既往がある場合には，投与は禁忌となっていることがある．よって，抗菌薬投与の前に必ず問診を行い，薬剤アレルギーがある場合には抗菌薬の選択に留意する．以前は，ペニシリン系やセフェム系の初回投与前に皮内反応を確認していた時代もあったが，これは海外のデータなどで有用性が認められないことから中止されて久しい[4]．投与前の問診と早期の発見が重要となる．

重症の薬疹として，Stevens-Johnson 症候群(SJS)と中毒性表皮壊死症(TEN)が知られている[5]．皮膚と粘膜に壊死性の障害を生じ，水疱形成，表皮剥離，高熱を主症状とする．TEN は SJS のさらに進行したもので，経過中に，腎障害，呼吸器障害，消化器障害を併発して，多臓器不全により重篤な状態となることが多い．診断基準(表2)や治療指針が定められているので，重篤になる前に早期診断を行い，複数の診療科で連携して対応する．

肝障害

注射用抗菌薬を使用する際に肝胆道系の酵素の上昇はしばしば経験する．無症候性のトランスアミナーゼ(AST，ALP，γ-GTP など)の上昇が多いが，時として肝炎も生じる．肝細胞障害型と胆

汁うっ滞型の副作用に分類される．肝細胞障害型はペニシリン系でもみられるが，重度のものは少ない．一方，抗結核薬のイソニアジドやテトラサイクリン系も肝細胞障害型を示すが，重症となるとウイルス性肝炎との鑑別を要するとされる．胆汁うっ滞型の肝障害は，胆汁の分泌障害が原因と考えられており，合成ペニシリンやペニシリンの合剤，マクロライド系で頻度が高い[6]．抗菌薬を開始してから肝障害を生じるまでの期間は数日から治療終了後数ヶ月まで様々であり，胆管閉塞を生じる他の疾患との鑑別が重要である．薬剤性肝障害が強く疑われる場合には，治療の第一は休薬となる．軽度の肝酵素の上昇は休薬によって改善することがほとんどである．胆汁うっ滞型の肝障害の場合で改善が乏しい場合には，ウルソデオキシコール酸などの処方が考慮される．

腎障害

腎障害もまた注射用抗菌薬の副作用としては頻度が高いことが知られる．腎臓は排泄器官であるが，体内に取り込まれた抗菌薬は腎臓を介して排泄される場合が多く，そのために腎障害を生じうる．特に，頻度が高いものとしてアミノグリコシド系，グリコペプチド系による腎障害が知られている[7]．アミノ配糖体系抗菌薬は陽性荷電を持つ化合物であるが，陰性荷電を持ち細胞膜を構成しているリン脂質と容易に結合し，これが機序と

表 2　Stevens-Johnson 症候群(SJS)の診断基準

(1) 概念

発熱と眼粘膜, 口唇, 外陰部などの皮膚粘膜移行部における重症の粘膜疹を伴い, 皮膚の紅斑と表皮の壊死性障害に基づく水疱・びらんを特徴とする. 医薬品の他に, マイコプラズマやウイルスなどの感染症が原因となることもある.

(2) 主要所見(必須)

1. 皮膚粘膜移行部(眼, 口唇, 外陰部など)の広範囲で重篤な粘膜病変(出血・血痂を伴うびらん等)がみられる.
2. 皮膚の汎発性の紅斑に伴って表皮の壊死性障害に基づくびらん・水疱を認め, 軽快後には痂皮, 膜様落屑がみられる. その面積は体表面積の 10％未満である. ただし, 外力を加えると表皮が容易に剝離すると思われる部位はこの面積に含まれる.
3. 発熱がある.
4. 病理組織学的に表皮の壊死性変化を認める.
5. 多形紅斑重症型(erythema multiforme [EM] major)およびブドウ球菌性熱傷様皮膚症候群(SSSS)を除外できる.

(3) 副所見

1. 紅斑は顔面, 頸部, 体幹優位に全身性に分布する. 紅斑は隆起せず, 中央が暗紅色の flat atypical targets を示し, 融合傾向を認める.
2. 皮膚粘膜移行部の粘膜病変を伴う. 眼病変では偽膜形成と眼表面上皮欠損のどちらかあるいは両方を伴う両眼性の急性角結膜炎がみられる.
3. 全身症状として他覚的に重症感, 自覚的には倦怠感を伴う. 口腔内の疼痛や咽頭痛のため, 種々の程度に摂食障害を伴う.
4. 自己免疫性水疱症を除外できる.

診断のカテゴリー

副所見を十分考慮の上, 主要所見 5 項目をすべて満たす場合, SJS と診断する. 初期のみの評価ではなく全経過の評価により診断する.

＊慢性期(発症後 1 年以上経過)では眼瞼および角結膜の瘢痕化がみられる. 慢性期で粘膜病変が眼瞼および角結膜の瘢痕化の場合, 主要所見 4 は必須ではない.

ただし, 医薬品副作用被害救済制度において, 副作用によるものとされた場合は医療費助成の対象から除く.

（難病情報センター(指定難病 38)の web サイトより引用）

なって腎障害が生じると考えられている. 薬物の血中濃度と腎障害の発現には密接な関係があることが知られている. 薬物を反復投与した際の定常状態における最低血中薬物濃度, すなわちトラフ値を一定以上に保つことは薬物の効果発現に重要であるが, 同時に腎毒性の発現防止の指標として用いられる. バンコマイシンに代表されるグリコペプチド系も腎障害の発現とトラフ値の関係が明らかにされており, これらの注射用抗菌薬を使用する際には, 治療薬物モニタリング(TDM)を行いながら, 抗菌薬の投与を行うことが勧められている.

頻度は低いものの, セフェム系抗菌薬では薬剤のアレルギー性機序, 免疫学的機序によるとされる急性尿細管性間質性腎炎を生じることがある野で, 注意を要する.

聴力障害

聴力障害は腎障害と同じく, アミノグリコシド系とグリコペプチド系にみられる副作用である. 累積投与量と投与期間と耳毒性の発現との関連が指摘されているが, 腎障害者や高齢者では血中濃度も高値になりがちなので特に注意が必要である. アミノグリコシド系の中ではゲンタマイシン, トブラマイシン, アミカシンの順に耳毒性のリスクが高いといわれている[8]. これらの薬剤を使用する際には, 短期の投与を心がけるとともに, 耳鳴, 聴力障害, めまい, ふらつきなど内耳障害に関係する症状に留意する必要がある. 不可逆的な副作用であるので, 副作用を早期に発見して可能な場合には薬剤投与を中止する必要がある. 早期発見のために, 必要に応じて標準純音聴力検査を行い, 高音域の聴力閾値を確認することも有効な方法と考えられる.

胃腸障害

胃腸障害の症状としては, 食欲不振, 胃部不快感, 悪心, 嘔吐, 軟便, 下痢など多彩である. 経口抗菌薬を投与した場合には数％で観察される症状であるが, 注射用抗菌薬でも発現する可能性がある. 胆汁排泄型とされるセフェム系のセフォペラゾンやセフトリアキソンでは, 特に消化器症状が出現しやすい[9]. また, 抗菌薬によって腸内細菌叢が障害されると, 発熱, 激しい腹痛, 血性下

痢を伴う偽膜性腸炎を生じることがある．偽膜性腸炎は腸管内で *Clostridium difficile* が増殖し，菌毒素を多量に産生することで発症すると考えられている．経口投与だけでなくリンコマイシン系，セフェム系，ペニシリン経の注射用薬でも発症する可能性がある．偽膜性腸炎が疑われる場合には，感染対策を行いつつ，*Clostridium difficile* に有効なメトロニダゾールとバンコマイシンで加療する．

血液障害

抗菌薬投与によって血液凝固障害の副作用が生じることは広く認識されている．発現機序としては，腸内細菌叢の障害に伴うビタミン K の産生低下，肝でのビタミン K 依存的な凝固因子の合成阻害などが関与することが考えられている[7]．食事摂取不能な患者で危険性が増大するとされ，ビタミン K を投与することで凝固能が改善する．セフメノキシムなどのメチルテトラゾルチオル基を有するセフェム系薬剤で注意が必要である．

グリコペプチド系のリネゾリドには早期に血小板減少をきたすことが知られている．これは薬剤の持つ骨髄抑制が原因と考えられている．14 日以上かけての長期投与を行わないことが推奨されている[10]．

中枢神経障害

ペニシリン系，セフェム系の β-ラクタム系薬剤，カルバペネム系薬剤に痙攣誘発作用があることが古くから知られている[7]．また，最近ではニューキノロン系薬物でも痙攣の副作用が報告されている．マウスを用いた実験では，これらの薬剤を脳室内に投与すると濃度依存的に痙攣が誘発されることが報告されている．機序としては抑制性の神経伝達物質である GABA の受容体を障害し，GABA の中枢神経系における働きを減弱させることで痙攣が生じると考えられている．セフェム系のセファゾリン，カルバペネム系のイミペネム，パニペネム，ニューキノロン系のシプロキサ

ンなどに強い GABA 受容体障害作用が報告されており，腎機能が低下している可能性のある高齢者や腎不全患者への使用には注意が必要である[11]．

おわりに

注射用抗菌薬による副作用について解説した．いずれの症状についても早期発見することができれば，抗菌薬の変更や投与経路の変更などにより，症状を軽減しながら，治療を継続することができる可能性がある．そのためには，使用している抗菌薬に可能性のある副作用について認識しながら治療にあたることが重要と考える．

文　献

1) 吉川晃司，柴　孝也：私の診療経験から　最近注目されている抗菌薬の副作用．臨牀と研究，**74**：1140-1145, 1997.
2) 木本てるみ：知っておくべき抗菌薬の副作用．臨床研修プラクティス，**1**：96, 2004.
3) 高山和郎：これだけは知っておきたい抗菌薬の副作用，相互作用．Medical Practice，**22**：2113-2120, 2005.
4) 比嘉　太：感染症診療のトピックス　注射用抗菌薬の皮内反応中止への対応．内科，**96**：891-894, 2005.
5) 朝比奈昭彦：病態からみたくすりの副作用 Stevens-Johnson 症候群と TEN　見逃してはならない重症薬疹．医学のあゆみ，**251**：802-808, 2014.
   Summary　抗菌薬の副作用として稀にみられる重症薬疹である SJS と TEN について解説されている．致死的にもなり得る疾患であり，早期の診断，治療が重要であるとしている．
6) 橋本武博：感染症と臓器障害　抗菌薬の副作用による臓器障害と対策．化学療法の領域，**32**：395-402, 2016.
7) 堀　誠治：抗菌薬の副作用とその発現機序　濃度依存的な副作用を中心に．日化療会誌，**52**：293-303, 2004.
   Summary　重篤になる可能性がある抗菌薬の副作用の種類と発現機序について著者の施設のデータを含めて詳細に解説されている．
8) 門村将太：感染症診療の考え方からみた抗菌薬マネジメント　経過観察（効果判定・副作用）

抗菌薬の副作用と，その対応に薬剤師がどう関わるか　多くの抗菌薬に共通する副作用からとくに注意すべき副作用までの介入点を中心に. 薬局, **61**：2640-2647, 2010.

9）副島林造, 沖本二郎, 狩野孝之：薬物療法　呼吸器疾患に使われる薬物の副作用シリーズ　抗菌薬の副作用と薬剤間相互作用. 呼吸, **18**：625-629, 1999.

10）日本化学療法学会「抗菌化学療法認定医認定制度審議委員会」：抗菌薬適正使用生涯教育テキスト（改訂版）, 2013.

11）金光敬二, 嶋田甚五郎：抗生物質の最新の使用法　最近話題になっている副作用. カレントテラピー, **15**：1100-1106, 1997.

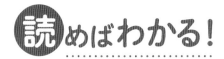
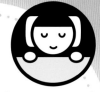
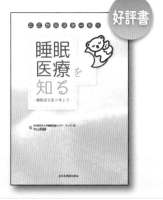
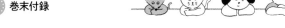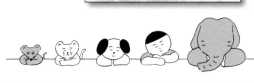

MB ENT, 240：15-20, 2020

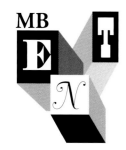

◆特集・知っておくべき耳鼻咽喉科領域における医薬品副作用

抗がん薬

川北大介*1　的場拓磨*2

Abstract　頭頸部癌治療において薬物療法は導入化学療法，放射線治療との併用，再発・遠隔転移例に用いられ，重要な役割を果たしている．本邦で使用可能な殺細胞性抗がん薬としては白金製剤，代謝拮抗薬（フッ化ピリミジン系），微小管作用抗がん薬（タキサン系）がある．白金製剤では催吐性リスク分類に応じた制吐薬の適正な使用や，腎毒性・末梢神経障害への対策が重要である．フッ化ピリミジン系では粘膜炎や下痢を含む消化器症状や皮膚毒性へ，タキサン系では骨髄機能抑制・心毒性・末梢神経障害への対応が必要である．また，分子標的剤は抗体薬独自の副作用として infusion reaction や皮膚毒性などへの対応が必要となり，免疫チェックポイント阻害薬は免疫関連副作用として全身への対応が必要になる．安全に薬物療法を行うために，他科医師・薬剤師・看護師を含めた専門的多職種チームでの対応が重要である．

Key words　プラチナ（platinum），フッ化ピリミジン（fluorinated pyrimidine），タキサン（taxane），セツキシマブ（cetuximab），免疫チェックポイント阻害薬（immuno checkpoint inhibitor）

はじめに

　頭頸部癌の根治治療は手術・放射線治療であるが，薬物療法も重要な役割を担っている．喉頭温存を目的とした導入化学療法，放射線治療との併用療法，手術困難・遠隔転移症例に対しては薬物療法が考慮される．従来の殺細胞性抗がん薬だけではなく，現在では分子標的剤・免疫チェックポイント阻害薬が使用可能となり，副作用についても多様化している．これらについて理解したうえで薬物療法を行うことは必須であるが，耳鼻咽喉・頭頸部外科医のみでは対応困難な場合も多く，腫瘍内科をはじめとした医師・薬剤師・看護師など多職種と連携を深める必要がある．本稿では，頭頸部癌治療において本邦で使用可能な薬剤の副作用について詳細を述べる．

殺細胞性抗がん薬

1．白金製剤

　頭頸部癌治療において中心となる薬剤であり，放射線療法との併用や導入化学療法で主に用いられる．本邦で使用可能な薬剤としてはシスプラチン（CDDP），カルボプラチン（CBDCA），ネダプラチン（CDGP）の3剤がある．それぞれにおける主な副作用とその対策について述べる．

1）シスプラチン（CDDP）

（1）腎障害

　尿細管障害をきたすことが原因であり，症状を軽減するために pre-hydration として，CDDP 投与前から尿量 100 ml/時以上を目安に計画的に輸液や利尿薬を投与する[1]．

（2）嘔気・嘔吐（chemotherapy induced nausea and vomiting；CINV）

　CDDP は日本癌治療学会編集の制吐薬適正使用

*1　Kawakita Daisuke, 〒 467-8601 愛知県名古屋市瑞穂区瑞穂町川澄 1　名古屋市立大学大学院耳鼻咽喉・頭頸部外科，講師
*2　Matoba Takuma, 同, 助教

ガイドラインの催吐性リスク分類において，高度催吐性リスクに分類される薬剤であり，悪心・嘔吐の予防は治療継続のうえでも重要になる[2]．高度催吐性リスクの薬剤に対する，標準的な予防的制吐療法は，5-HT3受容体拮抗薬(day 1)，NK1受容体拮抗薬(day 1～3)，デキサメタゾン(day 1～4)の併用療法となる[2]．また，近年CINVの予防において，olanzapineの有効性が報告されている[3]．

(3) 末梢神経障害

末梢神経障害は用量依存性に発現し，症状としては四肢遠位に出現するしびれである[1]．総投与量が$300\,mg/m^2$以上になると，神経学的所見として下肢腱反射・振動覚の低下が生じる．聴力障害・耳鳴などの内耳障害も用量依存であり，初期には標準純音聴力検査で高音域の聴力低下をきたす．治療期間中に内耳機能障害がみられる場合は，投与の中止を検討する．

2）カルボプラチン(CBDCA)

第2世代白金製剤であり，CDDPと比べて，腎毒性・CINV・末梢神経障害は軽減されている．主な副作用としては血液毒性(特に血小板減少)がある[1]．催吐性リスクは中等度とされており，予防的制吐療法は5-HT3受容体拮抗薬(day 1)，デキサメタゾン(day 1～3)の併用療法となる[2]．

3）ネダプラチン(CDGP)

CBDCAと同様にCDDPと比べて，腎毒性・CINVは軽減しているが，血小板減少を中心とする血液毒性は強い[1]．催吐性リスクはCBDCAと同様に中等度とされている[2]．

2．代謝拮抗薬(フッ化ピリミジン系)

フッ化ピリミジン誘導体としてフルオロウラシル(5-FU)，テガフール・ギメラシル・オテラシルカリウム配合剤(S-1)，テガフール・ウラシル配合剤(UFT)が本邦において頭頸部癌に対して使用可能である．

1）フルオロウラシル(5-FU)

主な副作用としては，消化器症状(粘膜炎・下痢)，骨髄機能抑制，心毒性(うっ血性心不全，心筋梗塞，安静時狭心症)，CDDPとの併用による腎毒性などがある．下痢に関しては，投与後1週以降が好発時期であり，整腸薬・止痢薬の使用が考慮される．口腔粘膜炎に関して，治療前の口腔ケアによる二次感染の予防や，痛みの程度による局所麻酔薬(リドカイン)による含嗽，アセトアミノフェン，NSAIDs，オピオイド製剤を使用する．

2）テガフール・ウラシル配合剤(UFT)

テガフールは5-FUのプロドラッグであり，肝臓で5-FUへと代謝される．配合されたウラシルは5-FUの代謝を阻害することで，5-FUの血中濃度は高濃度で維持される．UFTの経口投与は等モル量の5-FUの持続静注時と同等の静脈血中5-FUのAUCを得ることができる[1]．

3）テガフール・ギメラシル・オテラシルカリウム配合剤(S-1)

テガフールにギメラシルとオテラシルの2つのmodulatorを1：0.4：1のモル比で配合した経口フッ化ピリミジン製剤である．ギメラシルにより5-FUの代謝が阻害されるため，5-FUを高濃度に長時間血中に維持することができる反面，神経毒性や心毒性を高める[1]．また，ギメラシルは腎排泄を受けるために，腎機能に応じた投与量の設定が必要となる．また，オテラシルは投与後に消化管粘膜に高濃度で分布し，消化管での5-FUのリン酸化を阻害し粘膜炎などの消化管毒性を軽減することができる[1]．また，近年問題となっている副作用が皮膚障害(色素沈着，手足症候群)と眼毒性(角膜上皮障害・涙道閉塞)である[4]．眼毒性に関して，涙液中に5-FUが移行し角膜上皮幹細胞の障害と涙道内腔上皮の肥厚・間質の線維化が起こり生じる．角膜上皮障害は休薬により改善するとされているが，涙道閉塞は涙道カテーテルの挿入が必要となる可能性もある．

3．微小管作用抗がん薬(タキサン系)

パクリタキセル，ドセタキセルの2剤が，本邦で頭頸部癌治療に使用可能である．

1）パクリタキセル

好中球減少は投与後8～10日で発現し，15～21

日目には回復する．末梢神経障害は，知覚異常が主体である[1]．四肢遠位端を優位として，投与継続により発現頻度の高まる蓄積性毒性である．また，溶解薬の影響で過敏症状が生じる可能性があり，抗ヒスタミン薬などの前投薬が必須である．関節・筋肉痛は投与2～3日で発現するが非ステロイド性鎮痛薬などで対処可能である．約3割で投与中の一過性徐脈がみられること，ごく稀に血圧低下・房室ブロックなどをきたすことがあり，投与中の心電図モニタリングが考慮される．

2）ドセタキセル

パクリタキセルと同様に好中球減少が出現，投与後7～8日目に nadir になり，15～21日目には回復するとされている．毎週投与のレジメンでは，倦怠感が出現する可能性がある．また，総投与量が 400 mg/m^2 を超えると末梢性浮腫・体腔液貯留がみられる．その他として，皮膚毒性（皮膚障害，爪の変化），口腔粘膜炎，末梢神経障害，流涙（鼻涙管閉塞），消化器症状（下痢，大腸炎）などの副作用が報告されている．

分子標的薬

1．セツキシマブ

セツキシマブは上皮成長因子受容体（epidermal growth factor receptor；EGFR）を標的とするヒト／マウスキメラ型モノクローナル抗体である．従来の殺細胞性抗がん薬とは違い，抗体薬独自の副作用を有しており，異なる管理が必要である．主な副作用としては，infusion reaction，皮膚毒性（ざ瘡様皮疹，乾皮症，爪囲炎），薬剤性肺炎，電解質異常（低 Mg 血症），消化器症状（下痢）などがある．

（1）Infusion reacrion

薬剤投与より24時間以内に出現する過敏症などの症状をまとめて，infusion reaction という．前投薬（抗ヒスタミン薬・ステロイド）を使用することで，発症率は減少させることができるが，Grade 3 以上の infusion reaction は 2～3% とされている[5]．軽・中等度では悪寒・発熱・めまいなどが生じ，重度では呼吸困難・低血圧・ショックなどのアナフィラキシー症状が出現する．対策として，2回目の投与までは，投与中のモニタリングと投与後の経過観察が必須である．Grade 1～2 では投与速度を減量し，アレルギーに対する薬剤投与で継続可能である．Grade 3 以上は投与中止とし，症状に応じた治療・管理が必要である．

（2）皮膚毒性

投与開始後，約1～2週間でざ瘡様皮発疹が出現し，約5～6週間で消退する．乾皮症は投与後約3～5週間で，爪囲炎は約4～8週間で発症する．ざ瘡様皮疹は，顔面・体幹・四肢に生じる"にきび様"の発疹と，それに随伴する炎症が主な病態である．無菌性炎症性皮疹であり，外用ステロイドと抗炎症作用を有する抗菌薬内服で対応する．外用ステロイド薬としては，顔面には medium のクリームを，体幹には very strong の軟膏が用いられる．そして，抗炎症作用を有する抗菌薬としては，テトラサイクリン系抗菌薬であるミノサイクリンを用いる．当院では，投与開始日より内服開始し，ざ瘡様皮疹が生じなかった場合は4週間で投与終了としているが，症状に合わせて継続・再開を行う．その場合は皮膚科医との連携が重要となる．乾皮症に対して，保湿薬（ヘパリン類似物質など）を用いる．保湿薬は投与開始日より予防的塗布を行う．爪囲炎は，四肢の爪全体の発育障害，周囲皮膚の裂傷，疼痛，出血が主な病態である．対策として，外用ステロイド薬，硝酸銀塗布，ガーゼ保護，テーピングを行う．これらに関して早期からの皮膚科医との連携が重要である．

また，セツキシマブ併用放射線治療が行われた頭頸部癌患者において，Grade 2 以上の皮疹が出現した群は，Grade 1 以下の群と比較して予後良好であったという報告があり，EGFR 阻害薬による皮膚症状は抗腫瘍効果の指標と考えられている（図1）[6]．

（3）薬剤性肺炎

投与開始前に薬剤性肺炎のリスクについて評価を行うことが重要である．頭頸部癌患者では頻度

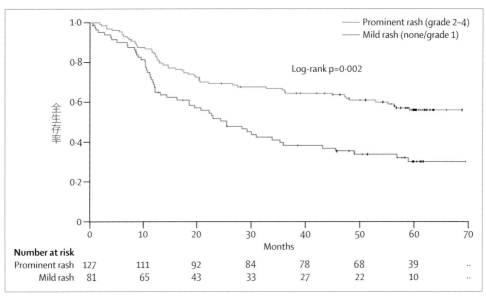

図 1. セツキシマブ併用放射線治療患者における皮疹重症度の予後への影響
（文献 6 より引用）

の高い喫煙歴，肺への放射線治療歴，既存の間質性肺炎などは高リスク因子になるため注意が必要であり，重篤な場合は薬剤変更も考慮する．乾性咳嗽・呼吸困難などが生じた場合は薬剤性肺炎を疑い，早期に CT 撮影を行う．間質影がみられた場合は，細菌性肺炎など他疾患を除外，また早期に呼吸器内科医との連携が必要である．重篤な症例ではステロイドパルス療法などの集中治療が必要になる．

免疫チェックポイント阻害薬

　CheckMate 141 試験の結果を受け，頭頸部癌に対して，免疫チェックポイント阻害薬の一種である，抗 PD-1 抗体薬のニボルマブが使用可能となった[7]．それに伴い，今までの殺細胞性抗がん薬や分子標的剤とは異なる副作用が報告され，新たな対策が求められるようになっている．免疫チェックポイント阻害薬は，概して免疫を抑制するための分子を阻害する．そのため，副作用としては免疫が過剰に働いてしまう自己免疫疾患や炎症性疾患に類似したものが発現し，免疫関連有害事象（immune-related adverse events；irAE）と呼ばれる．この irAE は，皮膚，肺，消化管，肝臓，内分泌臓器に比較的多く，腎臓や神経，筋，眼，心臓などにも起こり得ると報告されている

（表 1)[5]．全身の臓器に起こりうるため，注意深いモニタリングが必要であり，早期に対応しないと重症化し死亡例も報告されている．各臓器・疾患の専門科とのスムーズな連携が求められる．また，使用後どの時期にも起こり得るということを念頭におく必要があり，他の薬剤に切り替えた後であっても irAE の可能性を除外せずに診療にあたることが大切である．

　具体的なモニタリング方法としては，ニボルマブ投与毎に一般的な採血（血算，電解質，肝機能，腎機能，血糖値など）と身体診察を行うことが基本である．また，少なくとも月 1 回は胸部 X 線撮影を行い，薬剤性肺炎の有無をチェックする．当院では，投与前に胸部 CT を撮影，基準値として KL-6 や SP-D を測定している．内分泌臓器に関しては，甲状腺ホルモン値をできれば月 1 回測定するのが望ましい．電解質異常が認められれば，内分泌機能低下を考え，ACTH やコルチゾールなどを測定する．最も重要なのは患者教育であり，当院では初回は入院として，医師・薬剤師・看護師より副作用を中心とした説明を行うようにしている．外来治療へ移行した後は，irAE の症状を念頭におき，全科共通の問診票に毎回記入いただき，診察時に担当医がチェックをしてから投与可能となるシステムを活用している．

表 1. irAE として認められる有害事象

分類	有害事象の種類
皮膚障害	皮疹，瘙痒症，白斑，乾癬，スティーブン・ジョンソン症候群
肺障害	間質性肺疾患
肝・胆・膵障害	肝障害，高アミラーゼ血症，高リパーゼ血症，自己免疫性肝炎，自己免疫性胆管炎
胃腸障害	下痢，腸炎，悪心，嘔吐，腸穿孔
腎障害	自己免疫性糸球体腎炎，間質性腎障害
神経筋障害	ギランバレー症候群，重症筋無力症，末梢運動性神経障害，神経症，多発神経炎，血管炎症性神経障害，無菌性髄膜炎，慢性炎症性脱髄性多発神経炎（CIDP），筋肉痛，関節痛，多発筋炎，心筋炎など
内分泌障害	甲状腺機能低下症，甲状腺機能亢進症，副腎機能障害，下垂体不全，下垂体炎，劇症1型糖尿病，低血圧症，脱水，低ナトリウム血症，低カリウム血症
眼障害	ぶどう膜炎，結膜炎，上強膜炎
その他	血小板減少，血友病 A，サイトカイン放出症候群，infusion reaction

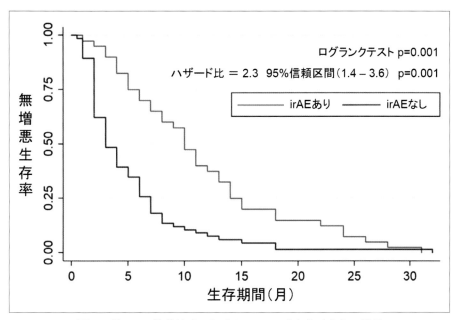

図 2. 抗 PD-1 抗体治療における irAE の有無と予後との関係
（文献 8 より引用）

　個々の irAE に対する対応としては，各種ガイドラインに掲載されているものを参照するが，早期に専門科にコンサルトすることが大切である．甲状腺機能低下，下垂体機能低下，劇症 1 型糖尿病ではそれぞれに対応するホルモンの補充を行うが，irAE の治療の中心となるのはステロイドである．ステロイド投与が診断的治療となる症例も少なくないため，通常の感染など irAE 以外の疾患に対する治療の効果が芳しくない場合には，ステロイド投与をためらわずに行うべきである．

　このように免疫チェックポイント阻害薬の副作用マネージメントは複雑ではあるものの，副作用が出現した症例のほうが予後がよいという報告もあり（図 2）[8]，他職種との連携を密にとり，適切なマネージメントを行うことが求められる．

参考文献
1) 日本臨床腫瘍学会（編）：新臨床腫瘍学　改訂第 5 版．南江堂，2018.
2) 日本癌治療学会（編）：制吐薬適正使用ガイドライン 2015 年 10 月第 2 版．金原出版，2015.
3) Navari RM, Qin R, Ruddy KJ, et al：Olanzapine for the Prevention of Chemotherapy-Induced

Nausea and Vomiting. N Engl J Med, **375**(2)：134-142, 2016.

4) 柏木広哉：抗がん剤による眼障害・眼部副作用. 癌と化学療法, **37**：1639-1644, 2010.

5) 日本臨床腫瘍学会(編)：頭頸部がん薬物療法ガイダンス　第2版. 金原出版, 2018.

6) Bonner JA, Harari PM, Giralt J, et al：Radiotherapy plus cetuximab for locoregionally advanced head and neck cancer：5-year survival data from a phase 3 randomised trial, and relation between cetuximab-induced rash and survival. Lancet Oncol, **11**(1)：21-28, 2010.
Summary　セツキシマブによる皮膚毒性が, セツキシマブ併用放射線治療の効果予測因子となりうることを示した.

7) Ferris RL, Blumenschein G Jr, Fayette J, et al：Nivolumab for recurrent squamous-cell carcinoma of the head and neck. N Engl J Med, **375**(19)：1856-1867, 2016.
Summary　白金製剤耐性の再発・転移頭頸部癌患者でニボルマブは第一選択の治療薬となりうることを示した.

8) Rogado J, Sánchez-Torres JM, Romero-Laorden N, et al：Immune-related adverse events predict the therapeutic efficacy of anti-PD-1 antibodies in cancer patients. Eur J Cancer, **109**：21-27, 2019.
Summary　抗PD-1抗体単独で治療された進行癌患者では免疫関連有害事象が生じた患者群は奏効率・無増悪生存率の改善を認めた.

MB ENT, 240：21-27, 2020

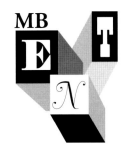

◆特集・知っておくべき耳鼻咽喉科領域における医薬品副作用

消炎鎮痛薬

青井典明*

Abstract 消炎鎮痛薬は解熱薬，鎮痛薬として汎用される薬剤であり，また OTC 医薬品としても入手可能な薬剤で，アセトアミノフェンと NSAIDs（non-steroidal anti-inflammatory drugs）がある．アセトアミノフェンは中枢に作用する解熱鎮痛薬であるが，NSAIDs は炎症部位に作用する解熱消炎鎮痛薬である．作用機序が全く異なることから，副作用も異なってくる．アセトアミノフェンは比較的安全に使用できるが，長期間の使用では肝機能障害に注意が必要であり，アスピリン不耐症において使用可能であるが減量して慎重に使用すべき薬剤である．NSAIDs はシクロオキシゲナーゼ（COX）を阻害することで作用するため，上部消化管潰瘍や腎機能障害に特に注意を払う必要がある．多剤との相互作用についても十分に注意を払う必要がある．安全に使用するためには問診を通じて合併症，既往歴など患者背景を詳細に把握することも重要である．

Key words アセトアミノフェン（acetaminophen），非ステロイド性消炎鎮痛薬（NSAIDs；non-steroidal anti-inflammatory drugs），副作用（side effect），上部消化管潰瘍（gastrointestinal ulcer），腎機能障害（renal dysfunction），アスピリン不耐症（aspirin intolerance）

はじめに

消炎鎮痛薬は耳鼻咽喉科領域のみならず，多くの領域において解熱薬，鎮痛薬として汎用される薬剤であり，また一部は OTC 医薬品としても購入可能な薬剤でもある．本稿では作用機序と副作用を中心に，アセトアミノフェンと NSAIDs（non-steroidal anti-inflammatory drugs）について解説を行う．

アラキドン酸カスケードと消炎鎮痛薬の作用機序

炎症にかかわる因子は数多くあるが，その中で重要な炎症促進因子となるのがプロスタグランジンである．抗炎症薬である副腎皮質ステロイドは細胞膜からのアラキドン酸の切り出しを抑制し，NSAIDs はアラキドン酸カスケードのシクロオキシゲナーゼ（COX）を阻害することで，プロスタグランジン類の合成を抑制することで抗炎症作用を

表 1．アセトアミノフェンと NSAIDs の違い

	作用部位	解熱	消炎	鎮痛
アセトアミノフェン	中枢	○	―	○
NSAIDs	炎症部位	○	○	○

現す．アセトアミノフェンは NSAIDs とは異なり COX 阻害作用がほとんどなく，かつ他の NSAIDs が持つ抗炎症効果が弱い．解熱作用に関しては視床下部の体温調節中枢に作用して皮膚血管を拡張させて体温を下げることにより，鎮痛作用は視床と大脳皮質の痛覚閾値を高めることによると推定されている．いわば NSAIDs は解熱消炎鎮痛薬であり，アセトアミノフェンは解熱鎮痛薬である（表 1）．

プロスタグランジンには多彩な作用があり，炎症反応のみならず生体の恒常性の維持にかかわっている．COX には COX-1，-2 のアイソザイムが存在する．COX-1 が全身臓器に恒常的に発現し，

＊ Aoi Noriaki，〒 693-8501 島根県出雲市塩冶町 89-1 島根大学医学部耳鼻咽喉科，准教授

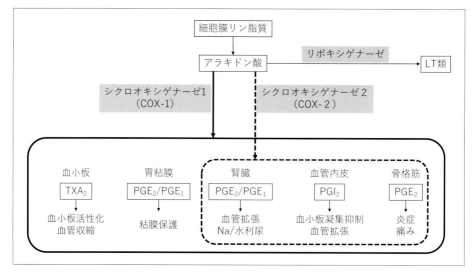

図 1. アラキドン酸カスケード

表 2. NSAIDs に共通する一般的な副作用

部位等	症状	考えられる機序の一部備考
胃腸	腹痛，悪心，食欲不振，胃びらん・潰瘍，胃腸管出血，穿孔，下痢	胃粘膜上皮細胞での COX-1 の阻害による PGI_2，PGE_2 などの減少
腎臓	水・電解質貯留，高 K 血症，浮腫，間質性腎炎，ネフローゼ症候群	腎における COX の阻害による PG 減少に伴う腎血流量と糸球体濾過速度の減少
肝臓	肝機能検査値異常・肝不全	ジクロフェナク，スリンダグなど特に注意
血小板	血小板活性化阻害，出血の危険増加	血小板での COX-1 の阻害による TXA_2 の減少に伴う血小板凝集能の低下
不耐(過敏)症	血管(運動)神経性鼻炎，血管浮腫，喘息，じんま疹，気管支喘息，潮紅，低血圧，ショック	COX の阻害に伴う LT 類の合成増加
中枢神経系	頭痛，めまい，錯乱，抑うつ，けいれんの閾値低下	けいれんの閾値低下：脳内での GABA の受容体結合阻害
皮膚・粘膜	皮疹，光過敏症(特にフェニルプロピオン酸系)，皮膚粘膜眼症候群，中毒性表皮壊死症	光毒性 免疫・アレルギー的反応など
妊娠時	妊娠期間の延長，分娩阻害 胎児の動脈管閉鎖	COX の阻害に伴う PGE_2，$PGF_{2\alpha}$ の減少 妊娠後期では，NSAIDs 禁忌

（文献 4 より引用）

一方で，COX-2 は腎臓や脳などの一部の臓器でのみ恒常的に発現し，その他の臓器では炎症の際に誘導される（図 1）．従来の NSAIDs は COX-1，COX-2 ともに阻害するため，胃腸障害や腎機能障害などの副作用を生じる．COX-2 を選択的に阻害する COX-2 阻害薬（コキシブ系 NSAIDs）は COX-2 のみを阻害することで胃腸障害の副作用が少ないとされている．また，NSAIDs により COX-1，COX-2 への選択性が異なる[1]．一般に NSAIDs による COX 阻害は競合阻害であり可逆的であるが，アスピリンは COX をアセチル化することで阻害するため，その反応は不可逆的であることから抗血小板薬として使用されている．

消炎鎮痛薬の副作用とその対策

1．アセトアミノフェン

アセトアミノフェンの薬理学特徴としては，上記に記載したとおり COX 阻害作用がほとんどなく，解熱，鎮痛作用はあるものの，局所に対する抗炎症作用が弱いことである．このため NSAIDs に比較し，胃腸障害や腎機能障害などの副作用が少ない．2011 年に本邦のアセトアミノフェンの用量・用法が改定され，1 回 300〜1,000 mg を経口投与，1 日最大投与量は 4,000 mg/日までとなった．また，2013 年から点滴静注液も使用可能となった．安全な薬剤であるが，注意すべき副作用

として長期使用による肝機能障害を生じる可能性がある．アセトアミノフェン製剤特定使用成績調査として，アセトアミノフェン製剤の高用量投与による肝障害についての調査が行われており，総投与量の増加に伴い重篤ではないにしろ肝機能障害が認められており，特に総投与量 120 g 以上の症例では注意が必要とされている[2]．1 日総量 1,500 mg を超す高用量で長期投与する場合には，定期的に肝機能などを確認することが勧められている[3]．

また，後述のアスピリン不耐症患者において，アセトアミノフェンは従来安全と考えられていたが，1 回投与量 500 mg 未満（できれば 300 mg 以下）にしたほうが安全である．

2．NSAIDs

NSAIDs に共通する一般的な副作用を表 2 に示す．

1）胃腸障害

胃腸障害は，NSAIDs による胃粘膜上皮細胞における COX-1 阻害によるプロスタグランジン（PG）などの減少によるものである．消化性潰瘍診療ガイドライン[5]によると，予防治療がされていない状況で胃潰瘍の発生頻度は 10～15%，十二指腸潰瘍の発生頻度は 3%，消化管出血の発生頻度は約 1% とされている．NSAIDs の服用中は潰瘍発生のリスクは継続するが，投与 3 ヶ月以内での発症のリスクが高い．特に出血性潰瘍既往歴，消化性潰瘍既往歴，高用量 NSAIDs や NSAIDs の併用者，抗凝固薬・抗血小板薬や糖質ステロイド，ビスホスホネート併用者，高齢者，重篤な合併症を有する者が主なリスク因子となる．選択的 COX-2 阻害薬は従来の NSAIDs より胃潰瘍の頻度が低い[6]．

胃潰瘍，十二指腸潰瘍の予防薬として，プロスタグランジン製剤（PG 製剤），プロトンポンプインヒビター（PPI），H$_2$受容体拮抗薬（H$_2$RA）などが使用される．各種メタアナリシスの報告では，潰瘍既往歴のない患者における NSAIDs の発生予防は，PG 製剤，PPI は胃潰瘍，十二指腸潰瘍の予防効果を認め，H$_2$RA では十二指腸潰瘍に対する予防効果が強いとされている．粘膜防御因子増強薬であるレバミピドの胃潰瘍，十二指腸潰瘍の発症抑制効果は PG 製剤と同等であることが示されている．潰瘍既往歴のある患者における NSAIDs 潰瘍の再発予防には PPI，PG 製剤が有効であり，第一選択薬として PPI 併用投与が推奨されている．出血性潰瘍既往歴のある患者に NSAIDs を投与する場合には選択的 COX-2 阻害薬と PPI を併用することが勧められている[5][7]．

2）腎機能障害

薬剤性腎障害診療ガイドライン[8]によると，薬剤性腎障害の原因薬剤では，NSAIDs が 25.1% と最も多く，次いで抗腫瘍薬 18.0%，抗菌薬 17.5%，造影剤 5.7% の順とされ，全体の 36.5% が未回復であったことが報告されている．図 1 に示すように腎臓には COX-1，COX-2 ともに発現している．NSAIDs による腎機能障害は COX 阻害により血管拡張作用のある PG の産生が抑制されることによる虚血性腎障害である．使用開始から 1 ヶ月以内に発症することが多く，糸球体濾過量の低下に加え，ナトリウム貯留・浮腫，高カリウム血症を伴うことがある．高齢者，水分摂取が不十分な状況では血管内脱水を呈していることがしばしばあり，虚血性腎障害をきたしやすい．以前は COX-1 は恒常的に組織に発現し，COX-2 は炎症などで局所に誘導されるとされていたが，腎臓には COX-2 が恒常的に発現しており，選択的 COX-2 阻害薬でも同様に腎機能障害を生じるので注意が必要である．耳鼻咽喉科領域では咽喉頭の炎症や腫瘍に伴う水分摂取不良や，腫瘍による嚥下障害がある症例では気を付けるべきであろう．

虚血性腎障害の予防法は十分な水分補給など適切な腎血流の保持である．CKD 診療ガイド 2012 では，CCr が 50 ml/min 未満では選択的 COX-2 阻害薬を含め NSAIDs は腎障害を悪化させる恐れがあるため重篤な腎障害には禁忌となっている．アセトアミノフェンに関しては，重篤な腎障害のある患者は禁忌になっているが，消化性潰瘍や腎

表 3. アスピリン喘息における禁忌薬と使用可能薬

---

1. 非常に危険(吸収が早いため致死的反応になりやすい，絶対禁忌)
   - スルピリン*やケトプロフェン*などの注射薬
   - インドメタシン*，ピロキシカム*，ジクロフェナク*などの坐薬
2. 危険(絶対禁忌)
   - 酸性 NSAIDs 全般*
   - コハク酸エステル型ステロイドの急速静注
3. やや危険～危険(禁忌，安定例でも一定の確率で発作が生じる)
   - 酸性 NSAIDs を含んだ貼付薬*，湿布薬*，点眼薬*
   - アセトアミノフェン*1 回 500 mg 以上
   - パラベンや安息香酸，亜硫酸塩などの添加物を含んだ医薬品の急速投与(静注用リン酸エステル型ステロイドなど)
4. ほぼ安全(多くのアスピリン不耐症で投与可能，ただし喘息症状が不安定なケースで発作が生じることあり)
   - PL 顆粒*(アセトアミノフェン*などを含有)
   - アセトアミノフェン*1 回 300 mg 以下
   - 選択性の高い COX-2 阻害薬　エトドラク*，メロキシカム*
   - 選択的 COX-2 阻害薬　セレコキシブ*
   - 塩基性 NSAIDs　塩酸チアラミド*など
5. 安全
   - モルヒネ，ペンタゾシン
   - 非エステル型ステロイド(内服ステロイド)
   - 漢方薬
   - その他，鎮痙薬，抗菌薬，局所麻酔薬など，添加物のない一般薬はすべて使用可能

＊：添付文書では，アスピリン喘息において禁忌とされている薬剤．ただし禁忌とされた薬剤でも医学的根拠に乏しい場合もある(セレコキシブ，300 mg 以下のアセトアミノフェンなど)

(文献 10 より引用改変)

虚血・抗血小板作用がなく安全性が高く，長期高用量では腎機能低下や肝機能障害のリスクがあるため，できるだけ短期間少量での投与が望ましいとされている．

急性腎機能障害に対する治療はNSAIDsの中止と適切な腎血流の保持である．急性腎機能障害は早期に薬剤の中止にて通常2～7日で回復する．程度が重篤でも数日～数週間で回復することが多い．高度腎不全や尿量減少による体液過剰を呈した際には急性血液浄化療法が適応となる．

急性間質性腎炎も NSAIDs の投与で発症するが，通常4ヶ月以上にわたる投薬中にみられ，高度の蛋白尿，ネフローゼ症候群や腎不全を呈する場合もある．通常薬剤の中止とステロイド投与によって高度蛋白尿や腎不全は回復しうる[9]．

3）アスピリン不耐(過敏)症

(1) 病　態

アスピリン不耐症は，アスピリンに対するアレルギーではなく，COX-1 阻害作用を持つアスピリンなどのNSAIDsにより，強い気道症状(鼻閉，鼻汁，喘息発作など)を呈する非アレルギー性の過敏症である．小児には稀であるが，成人喘息の約5～10％を占める．アスピリン不耐症には2つの病型があり，喘息/副鼻腔炎を主症状とする気道型，蕁麻疹/血管浮腫を主症状とする皮膚型がある．耳鼻咽喉科診療で遭遇するのは気道型が主と思われる．その最大の特徴は，喘息と好酸球性副鼻腔炎を合併しやすいことである．アスピリン喘息では，約80％に鼻茸を合併する．鼻茸を合併した喘息患者の半数以上はアスピリン不耐症である．

本症の病態は，システイニルロイコトリエン(CysLT)の過剰産生である．COX により誘導されるプロスタノイドの生合成が阻害され，アラキドン酸代謝がリポキシゲナーゼ系へシフトすることが主な病態と考えられていた(シャント説)が，現在では，抗炎症性に働く PGE_2 の生成がNSAIDsによって抑制されることにより，CysLTの過剰産生を生じるという仮説が提唱されている．

(2) 発熱疼痛時の対応(表3)

過敏症状はNSAIDsの注射薬，坐薬，内服薬の順に出現が早く重篤であるが，貼付薬，塗布薬，点眼薬も禁忌と考えられる．アセトアミノフェンは従来安全と考えられていたが，米国のアスピリ

表 4. コハク酸エステルステロイドとリン酸エステルステロイド

		コハク酸エステルステロイド （禁忌）	リン酸エステルステロイド （添加物に注意）
ヒドロコーチゾン	短時間型	サクシゾン®, ソルコーテフ® など	水様性ハイドロコートン® など
プレドニゾロン	中間型	水溶性プレドニン® など	コーデルゾール® など
メチルプレドニゾロン	中間型	ソル・メドロール® など	—
デキサメサゾン	長時間型	—	デカドロン® など
ベタメサゾン	長時間型	—	リンデロン® など

（文献 10 より引用改変）

ン不耐症の患者において，1回 1,000～1,500 mg 負荷で 34% の患者が肺機能低下を示した報告があり，1回投与量 500 mg 未満（できれば 300 mg 以下）にしたほうが安全である．選択的 COX-2 阻害薬であるセレコキシブは安全性が高いが，重症で不安定なアスピリン不耐症では稀に発作が増悪しうる[10]．

（3）発作時の対応

発作時の対応として，まずはルート確保，酸素投与を行いながら，呼吸器科医や救急医などと連携をとって治療にあたることが重要である．喘息発作を疑う場合には通常の喘息発作の治療と異なる点があり，以下に留意をする必要がある．

① エピネフリンの投与

NSAIDs による誘発症状は喘息発作のみならず，上気道や皮下，消化管などの急速な浮腫を生じるため，一般的なアナフィラキシーと同様にエピネフリンの投与を行う．

② ステロイドの投与

ステロイドの急速静注は喘息発作を増悪させることがあり絶対禁忌であり，1～2時間かけて点滴投与を行う．特にアスピリン不耐症患者ではコハク酸エステルステロイドは製剤に過敏であるため禁忌であり，リン酸エステルステロイドを使用する．リン酸エステルステロイドもパラベンなどの添加物を含む場合があり，添加物に注意して点滴投与を行う（表4）．なお，内服薬のステロイド薬は非エステル構造であり過敏症状は極めて起こりにくい．

③ ブロムヘキシンの吸入は避ける

ブロムヘキシン吸入液で喘息発作が悪化しやすいため，使用を避ける．吸入液に含まれる添加物の影響が考えられている．

他剤との相互作用

NSAIDs と他剤との相互作用について表5に示す．

NSAIDs がクマリン系抗凝血薬（ワルファリンカリウム）の作用を増強する場合があることがよく知られている．アセトアミノフェン，多くのNSAIDs は血液中では大部分が血漿蛋白と結合した状態で存在するため，血漿蛋白結合性が高い薬物が同時に投与されると，血漿蛋白結合部位において競合することで，遊離型の薬物の作用が増強する可能性がある．アセトアミノフェン，NSAIDs いずれも肝臓で代謝されるため，同一酵素で代謝される薬物が併用された場合は，代謝酵素の競合を生じ薬物の血中濃度が上がる可能性がある．さらに NSAIDs のプロスタグランジン生合成抑制作用により血小板凝集が抑制され血液凝固能の低下をきたす．急性炎症などで短期間のみNSAIDs を使用する場合には不要かと思われるが，悪性腫瘍などで継続的に NSAIDs の投与を行う場合には，NSAIDs とワルファリンカリウムを併用する場合には注意深く凝固能をモニタリングする必要がある．

また，NSAIDs は腎血流保持やナトリウム利尿効果を有するプロスタグランジン合成を阻害することで，腎で作用する薬剤であるアンギオテンシン変換酵素阻害薬（ACE 阻害薬）や利尿薬の作用を減弱させる．特に，ACE 阻害薬の併用では腎機能障害のリスクを上昇させ，稀に高カリウム血症をきたすことがある．

ニューキノロン系抗菌薬に産生 NSAIDs を併用すると，ニューキノロン薬の副作用である痙攣が起きやすくなる．ニューキノロン薬は，中枢の神

表 5. 主な NSAIDs の相互作用

併用薬 / 主な NSAIDs	セレコキシブ	メロキシカム	ロキソプロフェン	イブプロフェン	フルルビプロフェン	ジクロフェナク	主な機序
ワルファリン	↑	↑	↑	↑	↑	↑	肝代謝の変化 抗凝固作用の増強 蛋白結合率の変化
メトトレキサート				↑	↑	↑	腎排泄の変化
ACE 阻害薬	↓	↓					腎におけるプロスタグランジン合成阻害
サイアザイド系利尿薬	↓	↓	↓	↓	↓	↓	腎におけるプロスタグランジン合成阻害
ループ利尿薬	↓	↓	↓	↓	↓	↓	腎におけるプロスタグランジン合成阻害
ジゴキシン						↑	腎排泄の変化
スルホニル尿素薬(SU 薬)		△	↑				腎排泄の変化
ニューキノロン系抗菌薬				×			受容体結合の変化
ペメトレキセド	↑	↑	↑	↑	↑	↑	腎排泄の変化
ミソプロストール						▽	吸収の変化

↑/↓：併用薬の作用増強/減弱
△/▽：NSAIDs の作用増強
×：ロメフロキサシン，ノルフロキサシン，プルリフロキサシンのみ併用禁忌，他は併用注意

（文献 4 より引用）

経伝達物質である γ-アミノ酪酸の受容体への結合を阻害することにより，中枢神経の興奮を増大させて痙攣発作を誘発する．NSAIDs を併用すると，この GABA 阻害作用が増強され，痙攣発生の閾値が低下すると考えられている．この痙攣誘発活性の強さは薬剤ごとに差があることが知られている．てんかん患者で生じやすく，また多くのニューキノロン薬が腎排泄であるため，腎機能障害がある患者でも注意が必要である．

まとめ

消炎鎮痛薬は耳鼻咽喉科領域のみならず，多くの領域において解熱薬，鎮痛薬として汎用される薬剤であり，また一部の薬剤は OTC 医薬品としても購入可能な薬剤でもある．アセトアミノフェンと NSAIDs の最終的な治療効果は似ているが，その作用機序，副作用は全く異なるものである．安全に使用するためには，各種薬剤の副作用，副作用への対処について熟知するだけでは不十分であり，問診を通じて合併症，既往歴など患者背景を詳細に把握することも重要である．

参考文献

1) Laurence Bruton ほか（編），高折修二ほか（翻訳）：非ステロイド性抗炎症薬 Nonsteroidal Anti-inflammatory Drugs：1228-1247，グッドマン・ギルマン薬理書―薬物治療の基礎と臨床―第 12 版．廣川書店，2013．
2) 熊谷雄治，田中理英子，宋 一夫ほか：高用量アセトアミノフェン投与時の肝機能値異常に関する特定使用成績調査データを用いた定量解析．臨床薬理，47(2)：31-37，2016．
3) アセトアミノフェン製剤特定使用成績調査―アセトアミノフェン製剤の高用量投与による肝障害についての調査―．昭和薬品化工ほか，2014．
4) 日本緩和医療学会（編）：がん疼痛の薬物療法に関するガイドライン 2014 年版．金原出版，2014．
5) 一般社団法人日本消化器病学会（編）：消化性潰瘍診療ガイドライン 2015 改訂第 2 版．南江堂，2015．
6) Massó González EL, Patrignani P, Tacconelli S, et al：Variability among nonsteroidal antiin-flammatory drugs in risk of upper gastrointes-

tinal bleeding. Arthritis Rheum, **62**(6)：1592-
1601, 2010.

7）千葉俊美：NSAIDs による消化管傷害．日本医
事新報, **4858**：28-34, 2017.

8）成田一衛，山縣邦弘，今井惠理ほか：薬剤性腎
障害診療ガイドライン 2016．日腎会誌, **58**(4)：

477-555, 2016.

9）草野英二：薬剤性腎障害．日内会誌, **100**(9)：
2646-2652, 2011.

10）谷口正実：喘息の亜型・特殊型・併存症　アス
ピリン喘息(NSAIDs 過敏喘息)．日内会誌, **102**
(6)：1426-1432, 2013.

MB ENT, 240：28-36, 2020

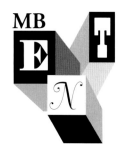

◆特集・知っておくべき耳鼻咽喉科領域における医薬品副作用

ステロイド系薬剤の副作用

小林優子[*1]　角田篤信[*2]

Abstract　ステロイドは耳鼻咽喉科領域の様々な疾患に対して有効であり，必要不可欠な存在である．反面，多彩な副作用を生じる薬剤であり，特に長期投与により様々な弊害をもたらす可能性がある．ステロイドの問題点は大きく分けると免疫抑制効果による易感染性に関連するものと代謝・薬理機能によるものがある．前者は免疫機能低下による日和見感染が最も大きな問題となるが，耳鼻咽喉科領域では近年 B 型肝炎ウイルス再活性化が注目されている．結核やニューモシスチス肺炎，真菌感染症も合併症として重要である．後者は糖尿病，高血圧，脂質異常症など生活習慣病の誘因・増悪因子となる他，骨粗鬆症や無菌性骨壊死，筋萎縮などの骨格構造への影響がある．また，精神症状の出現や緑内障や白内障のリスクもあり，長期連用により副腎機能低下症となり最悪の場合ショック状態から生命にかかわる事態も生じうる．合併症予防のために投与前の問診や血液検査，期待される治療効果と副作用についての適切な説明ならび定期的なモニタリングが重要である．

Key words　B 型肝炎ウイルス再活性化(hepatitis B virus reactivation)，結核(tuberculosis)，糖尿病(diabetes)，骨粗鬆症(osteoporosis)，副腎機能低下症(hypoadrenalism)

はじめに

ステロイドは耳鼻咽喉科領域の様々な疾患に対して有効であり必要不可欠な存在である．反面，多彩な副作用を生じる薬剤であり，特に長期投与により様々な弊害をもたらす可能性のある薬剤である．ステロイドは耳鼻咽喉科医にとっていわば「諸刃の剣」であり，免疫機能低下による日和見感染が最も大きな問題となる．耳鼻咽喉科領域では近年 B 型肝炎ウイルス再活性化が話題となっている他，結核やニューモシスチス肺炎，真菌感染症も合併症として重要である．また，糖尿病，高血圧，脂質異常症といった生活習慣病の誘因・増悪因子となったり，骨粗鬆症や無菌性骨壊死，筋萎縮などの骨格構造に影響を及ぼす．精神症状の出現や緑内障や白内障のリスクもあり，長期連用に

より副腎機能低下症となり最悪の場合ショック状態に陥ることもある．合併症予防のため適切な患者への説明ならび定期的なモニタリングが重要である．

本稿ではステロイド使用における主な副作用や注意点について概説する．

ステロイドの作用と耳鼻咽喉科における局所使用

ステロイドは細胞内に入るとグルココルチコイドレセプターと結合して複合体を形成し核内に移動する．この複合体は遺伝子内の特定の部位に結合し，転写制御因子として遺伝子発現の調整を行う．その結果，合成されたタンパク質が増減することで様々な生理作用が起こる．治療に用いられるステロイドは副腎皮質で産生されるコルチゾールを化学的に合成したもので，鉱質コルチコイド

[*1] Kobayashi Yuko，〒177-8521　東京都練馬区高野台 3-1-10　順天堂大学医学部附属練馬病院耳鼻咽喉・頭頸科，助手
[*2] Tsunoda Atsunobu，同，先任准教授

と糖質コルチコイドの作用を併せ持つものである．各薬物によりこの2つの作用の効力が大きく異なる[1]．主な作用としては抗炎症作用と免疫抑制作用があり，サイトカイン，プロスタグランジンなどの産生を抑制することで作用を発揮する．その他，糖代謝，脂質代謝，骨代謝，電解質代謝などにも作用する．

生体内のステロイドホルモンは視床下部→下垂体→副腎経由で刺激ホルモンにより分泌が亢進される．ステロイドホルモンの血中濃度が十分に上がると視床下部に作用し，その下流にあるホルモンの産生を抑える，いわゆるネガティブ・フィードバック機構が働く．ステロイドを一定期間内服していると，常にこのネガティブ・フィードバックが効いて刺激ホルモンの分泌が抑制されている状態となり，次第に副腎皮質ホルモンの分泌能が低下していくこととなるため，副腎機能低下に注意する必要がある[2]．

現在，耳鼻咽喉科領域ではステロイド外用薬が使用されている．噴霧ステロイド点鼻薬は，経鼻粘膜的に体内に吸収されたとしてもその量がごくわずかであることから，副作用が発現する可能性は極めて低いとされる．そのため，小児や妊婦・授乳婦にも使用可能で，使用または曝露された小児において副作用が起こる可能性も極めて低い．また，点耳・点鼻液としてベタメタゾン液を使用する場合にも局所に可能性の感染症を生じるという報告があるがその頻度は不明であり，副作用が起こる可能性は極めて低い．ステロイド軟膏も局所投与となるため全身的な副作用の発現は少ないが，この場合は使用している局所に皮膚症状として副作用が生じやすくなる．

したがって，臨床的に問題となるのは内服や経静脈投与によるものである．その副作用について以下に詳述する．

ステロイドの併用禁忌薬剤

ステロイドは血中濃度が高いほど，コラーゲンやアデノシン二リン酸（ADP）を介する血小板凝集能を亢進させて血栓を形成しやすくするため，特に血栓症患者にはステロイド投与は原則禁忌となっている．この血液凝固促進作用によりワルファリンなど抗凝固薬の効果を減弱させるので，抗凝固薬を服用中の患者には注意が必要である．また，黄体ホルモン，卵胞ホルモンなどのホルモン剤も血栓症を起こすことが知られており，特にメドロキシプロゲステロンを高用量含有するヒスロン H[®] ではステロイドとの併用は禁忌である[1]．

ステロイドの副作用とその対策

1．軽症副作用

体幹部・顔面に脂肪が沈着し，中心性肥満や満月様顔貌（moon face），後頸部に脂肪沈着が起きる buffalo hump（野牛肩）が生じる．この原因の1つとして，ステロイドの糖質コルチコイドとしての作用により脂肪分解が促進されるのと同時に，逆に糖質コルチコイドによって高血糖となったことによるインスリン分泌の増加により脂肪合成が促進される．このように一部では脂肪分解が促進され，一部では脂肪合成が促進されることで体脂肪の異常分布が起き，その結果，体幹や顔面のみ肥満となり四肢は痩せるという特徴的な体型となる．また，肥満が急激に起こることで皮下組織が断裂し，下腹部や足などの皮膚に筋が入ってしまうこともある（皮膚線条）．これらは体重増加により生じやすくなるが，ステロイドには食欲増進効果もあるため，投与中の食事量に注意する必要がある．

また，免疫抑制作用により皮膚のバリア機能が弱まるため易感染性となり，炎症によって尋常性ざ瘡（にきび）ができる．また，鉱質コルチコイド作用が強く働くとアンドロゲン様の作用で多毛になったり，エストロゲン様の作用で毛細血管が拡張することで，顔全体が酒気を帯びたように赤くなったり赤い斑点ができることがある（酒さ様皮膚炎）．これらの副作用は主にステロイド軟膏を塗布した局所に生じやすい．外用薬の使用量が少なくなると回復することが多い．これらの副作用

の出現はかなり個人差があり[2]，ステロイドの絶対的な適応があると判断された場合には，これら軽症副作用が出た際もステロイドの漸減や中止は不要である．

2．重症副作用

1）感染症

ステロイドの免疫抑制作用により本来健常な人体には感染しないような弱い病原体が感染症を起こすことがある．いわゆる日和見感染である．プレドニゾロン（以下，PSL）換算で5 mg/日以下という少量であっても，日和見感染症の発症リスクは1.3～1.5倍増加し，PSL換算20 mg/日以上では5倍以上増加することが報告されている[3][4]．

ステロイドを使用するうえで注意すべき日和見感染症の具体例を挙げ，留意点について概説する（各感染症の詳細や治療法については他書参照）．

（1）B型肝炎

HBV（B型肝炎ウイルス）感染はその感染様式により，一過性感染と持続感染（HBVキャリア）に大別される．HBVに感染すると，成人例の大半は急性肝炎として発症し，治癒後に終生免疫が成立する．この場合，血液中のHBV-DNAは検出感度以下となり，HBs抗原は陰性，HBs抗体もしくはHBc抗体のどちらか，あるいは両方が陽性となる．何らかの介入がない限りこの状態が維持され，"既往感染"または"治癒"と判断される．一方，HBVキャリアは，主に母親からの垂直感染によって生じ，多くの症例はHBs抗原陽性の無症候性キャリアとなるが，10%の症例では慢性肝炎，肝硬変，肝細胞癌へと進展する可能性を有している．HBVの再活性化とは，HBs抗原陽性のキャリアやHBs抗原は陰性でHBs抗体もしくはHBc抗体陽性の，いわゆる"既往感染"または"治癒"と判断された症例において，HBVが急激に増殖することをいう．ステロイドによる免疫不全状態ではHBVが容易に再活性化し，劇症肝炎を発症して死亡する報告があり，しかも通常の急性肝炎による劇症肝炎発症率やその死亡率と比べて有意に高率であるといわれている．このようにHBV

の再活性化をきたし，いったん肝障害が発生した場合にはその予後は不良であり，肝障害を生じる前に対処することが重要である．

具体的にはHBV再活性化リスク群の同定を目的にスクリーニング検査として，すべての症例にHBs抗原を測定するべきであり，HBs抗原陽性例へのステロイド投与は原則として控えたほうがよい．HBs抗原陰性でHBc抗体，HBs抗体いずれも陰性の場合は通常の対応としてよいが，HBs抗原陰性でHBc抗体ないしHBs抗体が陽性，すなわち感染既往例と判断される場合は再活性化のリスクがあるため注意する必要がある[5]．

（2）結 核

世界的にみて日本は依然として結核罹患率が高く，2017年の罹患者数は約23,000人と報告されている．毎年新たに17,000人程度の患者が発生しており，約2,000人が命を落としている日本の主要な感染症である．結核菌は飛沫核として経気道的に感染し，肺胞内原発巣を形成する．マクロファージに貪食された後も細胞内に寄生し増殖するが，薬物治療を受けなかったとしても体内の免疫機構によって，多くの場合は肺内および所属リンパ節に初期変化群として潜在性結核となり一時的に寛解状態となる．ステロイド使用中の結核発症は，大半が潜在性結核感染からの再活性化であり，結核発病リスクが高い症例（表1）においては治療開始前の適切なスクリーニングをすべきである[6]．

具体的には問診（結核患者との接触歴など）やツベルクリン反応，胸部X線撮影（胸膜肥厚，索状影，5 mm以上の石灰化影など）や必要に応じて胸部CT撮影を行い，肺結核の感染について総合的に判断したうえで治療を開始したほうがよい．また，インターフェロン-γ遊離試験キット（クォンティフェロン®，T-SPOT®）は補助的な診断として有用である．しかしながら，スクリーニング時にツベルクリン反応などの検査が陰性の患者や，抗結核薬による予防投与がなされていた患者からも投与後活動性結核が認められたとの報告があるこ

表 1. 感染者中の活動性結核発病リスク要因

対象	発病リスク*	勧告レベル	備考
HIV/AIDS	50〜170	A	
臓器移植（免疫抑制薬使用）	20〜74	A	移植前の LTBI 治療が望ましい
珪肺	30	A	患者が高齢化しており，注意が必要
慢性腎不全による血液透析	10〜25	A	高齢者の場合には慎重に検討
最近の結核感染（2 年以内）	15	A	接触者健診での陽性者
胸部 X 線画像で線維結節影 （未治療の陳旧性結核病変）	6〜19	A	高齢者の場合には慎重に検討
生物学的製剤使用	4.0	A	発病リスクは薬剤によって異なる
副腎皮質ステロイド（経口）使用	2.8〜7.7	B	用量が大きく，リスクが高い場合には検討
副腎皮質ステロイド（吸入）使用	2.0	B	高用量の場合は発病リスクが高くなる
その他の免疫抑制薬使用	2〜3	B	
コントロール不良の糖尿病	1.5〜3.6	B	コントロール良好であればリスクは高くない
低体重	2〜3	B	
喫煙	1.5〜3	B	
胃切除	2〜5	B	
医療従事者	3〜4	C	最近の感染が疑われる場合には実施

*発病リスクはリスク要因のない人との相対危険度

⇩

検査対象者

勧告レベル
A：積極的に LTBI 治療の検討を行う
B：リスク要因が重複した場合に，LTBI 治療の検討を行う
C：直ちに治療の考慮は不要

＊LTBI：潜在性結核感染症（latent tuberculosis infection）

とから，特に長期にステロイドを使用する場合は肺外結核も含めた結核の発現に留意し，患者観察を行うことが重要である[7]．

(3) ニューモシスチス肺炎（pneumocystis pneumonia；以下，PCP）

PCP は *Pneumocystis jirovecii* によって引き起こされる感染症である．PCP による臓器障害は，好中球性炎症を主体とした宿主側の生体反応により生じ，広範な肺胞障害，ガス交換障害，呼吸不全が引き起こされる．致死性のある日和見感染症の代表であり，基礎疾患として HIV 感染症が有名であるが，ステロイド使用中の患者においても PCP の発症に注意が必要であり，PSL 換算 20 mg のステロイドを 1 ヶ月以上内服する場合は，PCP 予防を考慮すべきである[8]．PCP の症状は，発熱と呼吸困難，乾性咳嗽であり，発症は突然であることが多い．理学所見上は頻呼吸，頻脈であり，胸部聴診上は異常を認めないことが多い．検査所見では，著明な低酸素血症と A-aDO$_2$ 開大がみられ，LDH の上昇や β-D グルカン値の上昇がみられる．典型的な胸部 X 線所見はびまん性，両側性のすりガラス陰影であるが，初期には異常を認めないことが多く，胸部 CT 検査（高分解能 CT）が有用である．PCP 診断は原則として菌体の検出で

あるが，非 HIV 患者における PCP では菌体量が少なく検出が困難であることが多い．近年，誘発喀痰や気管支肺胞洗浄液による PCR 法が用いられ，従来の方法より感度も高く簡便であるが，定着菌の検出でも陽性となるため結果の解釈に注意が必要である．臨床経過や各種検査結果などを総合的に判断し，PCP が疑われた際は迅速に治療を行うことが重要である[7]．

(4) 真菌感染症
① アスペルギルス症

アスペルギルス症の原因真菌であるアスペルギルス属は，大気中など環境に広く分布している．本感染症の好発臓器は肺であり，侵襲性アスペルギルス症，アスペルギローマ，アレルギー性気管支肺アスペルギルス症に大別される．このうち，ステロイド長期使用者などの免疫不全状態の患者で特に注意すべきは，侵襲性アスペルギルス症である．肺病変が最も多いが，血流に乗って全身に伝播し，中枢神経系をはじめとする全身臓器に進展することもある．症状は非特異的であり，発熱，呼吸困難，乾性咳嗽，胸痛などが持続する．画像検査では，胸部 CT で halo sign（結節状陰影と周囲のすりガラス陰影）が特徴的とされる．血清学的検査では，β-D グルカンやアスペルギルスガラ

クトマンナン抗原が有用とされるが，いずれも偽陽性を示すことが報告されており，結果の解釈に注意が必要である．確定診断には喀痰，胸水，気管支肺胞洗浄液などで得られた検体からの原因真菌の検出が必要である[7]．

② クリプトコッカス症

クリプトコッカス症は，基礎疾患を有さない健常人にも発症する深在性真菌症として知られているが，一般的には細胞性免疫不全患者で問題となる．我が国で最も多い A 型 *Cryptococcus neoformans* は，自然界に広く生息しており，ハトなどの糞便中で増殖し乾燥によって空気中に飛散して感染源となる．経気道的に吸入することで発症する肺クリプトコッカス症が最も多いが，免疫不全状態の患者では中枢神経に代表される肺外病変を有する場合が多く注意が必要である．中枢神経クリプトコッカス髄膜炎の症状は，頭痛や発熱の他，意識障害や人格障害，性格変化のみで発症する場合もある．確定診断は喀痰や肺胞洗浄液，肺組織などの検体からの菌体の分離培養や病理学的な菌体の証明であるが，血清や髄液中のクリプトコッカス抗原の検出も補助診断に有用である．この際，トリコスポロン症ではクリプトコッカス抗原価が偽陽性を示すことがあり注意が必要である[7]．

(5) サイトメガロウイルス感染症

成人の多くはサイトメガロウイルス(CMV)に対する IgG 抗体が陽性で不顕性感染を受けており症状は出現しないが，免疫不全患者では CMV が再活性化され発症する．CMV 感染症の症状は多彩であり，発熱，倦怠感，食欲不振などの非特異的症状に加え，乾性咳嗽や低酸素血症を伴う間質性肺炎，腹痛や下痢などの腸炎，肝機能障害などの臓器症状がみられる．診断は，ペア血清による IgG 抗体価の上昇を検出する他，CMV が好中球に感染した際，極めて早期に発現する CMV の構造蛋白の1つである pp65 抗原をモノクローナル抗体で染色し検鏡する方法であるアンチゲネミア法(C7-HRP 法など)が用いられ，末梢血好中球に含まれる pp65 蛋白陽性細胞数として定量的に求められる．また，real time PCR 法による CMV-DNA の定量も行われる[7]．

(6) 帯状疱疹

帯状疱疹は神経節に潜伏した水痘・帯状疱疹ウイルスの再活性化により発症する．一般人口の約30％が生涯において罹患する一般的な疾患であるが，免疫不全状態の患者ではより高率に発症する．特定の神経領域における神経痛を呈し，後に小水疱，紅色丘疹，小紅斑などの皮疹を呈することが特徴的であるが，免疫不全患者においては全身散在性の小水疱を特徴とする汎発性帯状疱疹を呈することがある．頭痛を伴う場合は髄膜炎や脳炎の合併もあり，髄液検査を考慮すべきである．特徴的皮疹から診断は比較的容易であるが，血清学的診断としては急性期と回復期のペア血清による VZV-IgG 抗体価上昇の確認も有用である．治療は抗ヘルペスウイルス薬投与が必要であり，免疫不全状態の患者に対してはヒト免疫グロブリンも併用することがある．高齢者や不十分な治療は帯状疱疹後神経痛の発症リスクを高めることから，発症早期に適切な治療を行うことが重要である[7]．

2）糖尿病

ステロイドの糖質コルチコイド作用により血糖値上昇が起こる．その発生機序は様々で，肝臓では糖新生の律速酵素の転写活性が促進され，糖新生の増加が起こる．筋肉組織・脂肪組織ではインスリンの受容体への親和性を低下させ，インスリンによるグルコース輸送体(GLUT-4)の細胞膜への移動を抑制し，血中グルコースの細胞内への取込みを減少させる．食欲亢進作用も血糖値上昇につながる．また，膵臓においては β 細胞の分泌顆粒からのインスリン放出を阻害してインスリン分泌量を低下させ，α 細胞からのグルカゴン分泌を促進し，血糖値が上昇する．したがって，糖尿病患者におけるステロイドの使用やステロイド性糖尿病の発症には注意を要する．また，ステロイドによるインスリン受容体とインスリンとの結合親

和性の低下は，インスリン製剤や経口糖尿病薬の効果を減弱させ，患者の血糖コントロール不良を引き起こす．併用時は頻回に血糖値測定を行い，必要に応じ投与量の調節を行うべきである[1]．

3）消化性潰瘍

ステロイドの副作用の1つとして胃潰瘍は元来起こりうると考えられてきていたが，ステロイド使用者における消化性潰瘍の発症は，プラセボと比較して有意な増加はなく，ステロイド単独で消化性潰瘍と消化管出血のリスクを増加させるというエビデンスはない．消化性潰瘍は稀な合併症であって，ステロイド治療が適用の時には禁忌と考えなくてよい．ただし，NSAIDs を併用する場合や過去に胃潰瘍の既往がある場合は潰瘍の発症リスクが高いと考えられるため，プロトンポンプインヒビター，高用量の H_2 ブロッカーの予防投与は効果がある．ステロイド投与が短期投与であれば，粘膜防御剤であるレバミピドも効果があるという報告もある[9]．

4）骨粗鬆症

ステロイド使用数ヶ月で約10%の骨量減少を生じ，椎体骨折のリスクは服用開始後3〜6ヶ月で最大となる．長期ステロイド治療を受けている患者の30〜50%に骨折が起こるとの報告もある．その作用機序として，骨形成の低下，腸管からのCa吸収低下，尿細管でのCaの再吸収阻害などによる骨吸収促進作用がある．日本骨代謝学会によるステロイド性骨粗鬆症の管理と治療のガイドライン（2014年度版）では，個々の骨折危険因子を評価するスコアリングシステムを設け，3ヶ月以上経口ステロイドを使用中あるいは使用予定の患者で，既存骨折の有無，年齢，ステロイド投与量，腰椎骨密度（%YAM）でスコア3以上の症例に関しては薬物治療の対象となっている[10]ため，長期投与患者においては骨密度検査を定期的に施行すべきである．

5）無菌性骨壊死

大腿骨頭壊死症は，大腿骨頭が阻血性壊死に陥って圧潰し，股関節機能が失われる難治性疾患である．大腿骨頭壊死症のうち，脱臼や骨折などの阻血原因が明らかである場合以外が特発性大腿骨頭壊死症とされており，病因として，酸化ストレスや血管内皮機能障害，血液凝固能亢進，脂質代謝異常，脂肪塞栓，骨細胞のアポトーシスなどの関与が指摘されている．最新の研究成果として血管内皮細胞の機能障害が注目されている．しかし，本疾患発生に至る一義的原因としての十分な科学的根拠までは得られていないのが現状であり，動物モデルを用いた基礎的研究や臓器移植症例を対象とした臨床的病態解析が続けられている．

自覚症状は大腿骨頭に圧潰が生じたときに出現し，急に生じる股関節部痛が特徴的であるが，股関節周辺には自覚症状がなく，腰痛，膝部痛，殿部痛などで初発する場合もあるので注意が必要である．また，初期の疼痛は安静により2〜3週で消退することが多いこと，再び増強したときには既に大腿骨頭の圧潰が進行していることも重要である．ステロイド大量投与歴のある患者がこれらの症状を訴えた場合は，まず本症を念頭において，単純X線で骨壊死所見が明らかでなくてもMRIを撮像することが望ましい[11]．

6）筋萎縮

骨格筋は人体のタンパク質の約40%を占める組織で，運動器としてだけでなく，栄養を筋線維タンパクに同化し，必要時に異化することで供給するエネルギー貯蔵臓器としても働いている．ステロイドはこの異化の促進と同化の抑制を同時に駆動することで異化を過剰に亢進させ，筋肉を分解する効果を持つ．これに対しては日常動作を含めた筋力トレーニングを行うことが一番の予防策である．あまりにも筋萎縮が著しい場合はステロイドの漸減も考慮すべきである[12]．

7）精神症状

ステロイドは精神症状の発症リスクが最も高い薬剤の1つであり，自殺のリスクは7倍に上昇する．気分障害（躁病，うつ病，混合性の各エピソード），精神病性障害，せん妄，軽度認知障害など多彩な臨床症状を呈する．急速・高用量投与時には

躁病エピソードが，長期投与ではうつ病エピソードが生じることが多いといわれている．ステロイド誘発性精神障害の発症は用量依存的であるため，治療の原則はステロイドの減量・中止である．対症療法として，躁病エピソードには抗精神病薬や気分安定薬が適応となることがある[13]．

8）高血圧

ステロイドは鉱質コルチコイド作用により，腎の遠位尿細管における Na-K 交換系を促進し，Na 再吸収と K の尿中排泄を増加させる働きを持つ．さらに Na による浸透圧で水の再吸収が亢進することで，循環する血漿量が増加するため高血圧の誘因となる．ステロイド内服中は定期的な血圧測定が勧められ，血圧上昇を認める場合は塩分制限と，場合によっては降圧薬の服用が必要となる．元々高血圧がある場合は，さらに厳格な塩分制限が必要となる[2]．

9）脂質異常症

ステロイドによる脂質代謝異常は直接作用による一次的なものと，食思の亢進や中心性肥満に伴う二次的なものがある．ステロイドによってもたらされる一次的な代謝異常は，主に肝臓および脂肪組織への作用によってもたらされていると考えられる．蓄積した内臓脂肪からは様々なサイトカインが放出され，二次的な代謝異常の要因となる．このような脂質代謝異常はステロイドが高用量かつ投与期間が長いほど顕著になってくる．したがって，副作用の発現を抑制するためには，可能な限りの低用量で治療することが重要である．また，連日投与よりも隔日投与のほうが糖・脂質代謝に及ぼす影響が少ないと報告されている．

また，ステロイドによる食思の亢進が増悪因子にもなるので，摂取カロリーの制限は必須である．しかし，食餌療法のみで十分な効果を上げることは困難であり，薬物療法が必要となる場合も多い．ステロイド投与下の脂質異常症において，薬物介入が心血管イベント抑制効果を示したとする明らかなエビデンスはない．しかしながら，多くの観察研究でステロイド服用が心血管疾患のリスクであること，および脂質異常症が確立された心血管リスクであることから，一般的な脂質異常症と同様に治療するというのがコンセンサスとなっている．

過剰なステロイド投与は心血管疾患のリスクを高める．高グルココルチコイド血症となるクッシング症候群では心血管疾患による死亡率が一般人口の2～4倍とされており，動脈硬化の指標である前腕での血流依存性血管拡張反応の低下や頸動脈の中膜の肥厚も報告されている．このようなグルココルチコイドによる動脈硬化性の変化は高血圧よりも，むしろ糖や脂質などの代謝性因子の影響のほうが大きいという指摘もある．しかしながら，高血圧，肥満，糖・脂質代謝異常など，ステロイドによってもたらされる心血管リスクの変化も一様ではないため，ステロイドの影響したリスク因子を個別に評価することは現実的には難しい．

ステロイド投与に伴い，脂質異常のみならず様々な心血管リスクが高まる．血圧の変化や糖・脂質代謝異常などの各リスク因子の寄与度を厳密に評価することは困難だが，多くの観察研究や症例報告がステロイドの動脈硬化促進作用を支持している．したがって，他のリスク因子にも配慮した総合的なリスク管理が重要である[14]．

10）緑内障，白内障

ステロイド緑内障はステロイド投与のため眼圧が上昇することにより生じるが，放置すると視神経が障害され視力・視野障害をきたす．高用量のステロイドを投与開始された場合，早期に眼圧が上昇することがあり，一般にはステロイド減量・中止とともに眼圧は低下する．しかし，高眼圧症の点眼薬による治療ならびにステロイドが減量・中止された後も眼圧上昇が遷延し手術となった患者の報告もあり，注意が必要である．眼痛や頭痛，視力低下など緑内障の症状を示す場合には早期に眼科を受診させることが望ましい．

また，ステロイド白内障はステロイドによる水晶体混濁で生じるもので，総投与量の多さと投与期間の長さが白内障の形成率に関係するとの報告

もある．一般にプレドニゾロン換算で 10 mg/日
以上の使用や 1 年以上の長期投与になると発症率
が高くなる．水晶体混濁の進行に伴う視力の低下
により手術が行われることがあり，白内障の進行
状況を把握するのに定期的な眼科受診が勧められ
る[15]．

11）副腎機能低下症

生体では PSL 換算で 2.5〜5 mg/日程度が生理
的に分泌されており，ネガティブ・フィードバッ
クにより調整されている．これ以上のステロイド
を投与すると血中濃度が上昇から視床下部に対し
て産生抑制がかかる．副腎皮質はホルモン産生を
していないのに抑制がかかった状態となり，この
状態が長期間に及べば産生経路が常に抑制される
結果，副腎皮質機能低下，さらに副腎の萎縮につ
ながる．この状態でステロイドを急激に減量した
り中止したりすると副腎皮質ホルモンが体内で産
生できず枯渇してしまうことから症状の再燃が起
こる「反跳現象」や急性欠乏症状として倦怠感，
吐き気，頭痛，血圧低下などの症状が起こる「ス
テロイド離脱症候群」が生じる．この離脱症候群
はプレドニゾロン換算で総量 1,000 mg 以上投与
した際に起こりやすくなる．後者は著しい血圧低
下によりショックとなる可能性があるため，患者
には自己判断で勝手に減量したり突然中止したり
しないように指導する[2]．

ステロイドと妊娠・出産・授乳

ステロイドはプレドニゾロン換算で 20 mg/日
以下であれば妊娠可能である．ただし，プレドニ
ン換算で 75〜200 mg/日となるような大量投与を
する場合には妊娠初期だと胎児の臓器形成のリス
クとなりうるとされている．

分娩に関しては手術創が治りにくくなったり感
染しやすくなったりする可能性はあるが特に差し
支えはない．授乳に関しても同じで特に差し支え
はないが，内服したステロイドの 5〜20％が母乳
中に移行するとされており，内服から授乳まで 4
時間以上の間隔をあけることが勧められる[2]．

おわりに

ステロイドの副作用については，本稿ではすべ
ての詳細を語りつくせないほど様々な機序がかか
わっており，各分野で今も研究が進められてい
る．今回はそのエッセンスを解説した．耳鼻咽喉
科医にとってステロイドは切っても切り離せない
薬剤であり，その副作用については十分に理解を
しておく必要がある．それぞれ適切なフォロー
アップと必要に応じて関連各科へのコンサルテー
ションが求められる．

引用文献

1) 林　瑶子，名和秀起，北村佳久ほか：薬物相互
作用(29-ステロイドの薬物相互作用)．岡山医
学会雑誌，**126**：59-63, 2014.
　Summary　ステロイドの作用・副作用の特徴
と，その薬物相互作用についての概説．
2) 宮坂信之：ステロイドの副作用．宮坂信之(編
著)：36-56, 新版ステロイドがわかる本．法研，
2017.
3) Schneeweiss S, Setoguchi S, Weinblatt ME, et
al：Anti-tumor necrosis factor alpha therapy
and the risk of serious bacterial infections in
elderly patients with rheumatoid arthritis.
Arthritis Rheum, **56**：1754-1764, 2007.
4) Curtis JR, Patkar N, Xie A, et al：Risk of seri-
ous bacterial infections among rheumatoid
arthritis patients exposed to tumor necrosis
factor alpha antagonists. Arthritis Rheum,
56：1125-1133, 2007.
5) 水腰英四郎：ステロイド薬と抗がん剤投与によ
る B 型肝炎ウイルスの再活性化．日耳鼻，**116**：
184-185, 2013.
　Summary　ステロイドや抗がん剤などの薬剤
投与時に HBV 再活性化が問題となっており，
これについての対応策のまとめ．
6) 日本結核病学会予防委員会・治療委員会：潜在
性結核感染症治療指針．Kekkaku, **88**(5)：497-
512, 2013.
7) 住田圭一，乳原善文：注意すべき日和見感染症．
日内誌，**102**：2631-2638, 2014.
　Summary　ステロイドや免疫抑制薬投与時に
注意すべき日和見感染症の概説．検査内容や治

　　療方法，注意点などの解説．

8）Limper AH, Knox KS, Sarosi GA, et al：An official American Thoracic Society statement：Treatment of fungal infections in adult pulmonary and critical care patients. Am J Respir Crit Care Med, **183**：96-128, 2011.

9）日本消化器病学会（編）：薬物性潰瘍—⑤ その他の薬物：QQ4-3．消化性潰瘍診療ガイドライン2015　改訂第2版．南江堂, 2015.

10）日本骨代謝学会ステロイド性骨粗鬆症の管理と治療ガイドライン改訂委員会及び委員会作業部会：ガイドラインの概要：4-5，ステロイド性骨粗鬆症の管理と治療ガイドライン：2014年改訂版, 2014.

11）難病情報センター：特発性大腿骨頭壊死症．http://www.nanbyou.or.jp/entry/306

12）江里俊樹，田中廣壽：ステロイドによる骨格筋萎縮のメカニズム．臨床リウマチ, **28**：171-174, 2016.

13）西村勝治：ステロイド精神病．内科, **112**：91-95, 2013.

14）山川　研，益崎裕章：ステロイド薬を用いるときに気をつけるべき脂質代謝異常．The Lipid, **23**：74-79, 2012.

15）日本小児腎臓病学会（編）：ステロイド副作用：眼科的副作用：68-69．小児特発性ネフローゼ症候群診療ガイドライン2013．診断と治療社, 2013.

MB ENT, 240：37-44, 2020

◆特集・知っておくべき耳鼻咽喉科領域における医薬品副作用

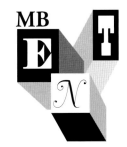

抗アレルギー薬

高林哲司*

Abstract アレルギー性鼻炎の罹患率の上昇と低年齢化，好酸球性副鼻腔炎および好酸球性中耳炎の患者数の増加など耳鼻咽喉科医が中心となって行うアレルギー疾患は多い．耳鼻咽喉科領域のアレルギー疾患の治療は症状の緩和を目的とした薬物療法が中心である．

アレルギー炎症の病態は非常に複雑でヒスタミン受容体の抑制だけでは効果は不十分である．抗アレルギー薬にはケミカルメディエーター遊離抑制薬（肥満細胞安定薬），ロイコトリエン拮抗薬，プロスタグランジン D_2・トロンボキサン A_2 受容体拮抗薬，Th2 サイトカイン阻害薬などがあり，疾患の病態を理解したうえで使用すれば大きな効果を期待できる．これらの抗アレルギー薬は効果の発現に 1～2 週間程度の期間を要し，予防的，補助的に使用されることも多いため処方が長期に及ぶ症例も少なくない．

本稿では主に抗アレルギー薬の特徴や作用機序，副作用および併用注意薬について，各々の薬剤について概説する．

Key words アレルギー性鼻炎（allergic rhinitis），好酸球性副鼻腔炎（eosinophilic chronic rhinosinusitis），抗ヒスタミン薬（antihistamine），抗アレルギー薬（anti-allergic drugs），肥満細胞（mast cell），好酸球（eosinophil）

はじめに

耳鼻咽喉科領域で扱われる主なアレルギー疾患として花粉症に代表されるアレルギー性鼻炎，鼻副鼻腔粘膜に著しい好酸球の浸潤と易再発性の鼻茸を特徴とする好酸球性副鼻腔炎，中耳粘膜の好酸球性炎症である好酸球性中耳炎が挙げられる．いずれの疾患も世界的に増加傾向にあり今後も罹患率の増加が見込まれる[1]～[3]．アレルギー性鼻炎は耳鼻咽喉科領域におけるアレルギー疾患で最も多く扱われ，近年スギ花粉症を中心に増加傾向にある．特に学童以下の低年齢層の罹患率の増加は，喘息への移行のリスクも懸念されることから早期に介入し病態に応じた適切な治療が必要である[4]．アレルギー性鼻炎はⅠ型アレルギーであり，肥満細胞の脱顆粒を起点としたアレルギー反応の即時相反応と遅発相反応をターゲットとした治療が行われる．好酸球性副鼻腔炎と好酸球性中耳炎は 2015 年に厚生労働省が定める指定難病に登録され，我が国統一の診断ガイドラインが策定されたが病態に不明な点も多く，現時点ではステロイド以外に治療効果が実証された薬物はない．しかしながら，Th2 サイトカインが病態に深く関与することからいくつかの抗アレルギー薬やその組み合わせが治療効果を発揮できる可能性は高い．

抗アレルギー薬とは広義においてアレルギー疾患の治療薬のすべてが含まれるが，抗ヒスタミン薬と区別される場合には H_1 受容体拮抗作用を持たない薬剤を意味しており，ケミカルメディエーター遊離抑制薬（肥満細胞安定薬），ロイコトリエン拮抗薬，プロスタグランジン D_2・トロンボキサン A_2 受容体拮抗薬，Th2 サイトカイン阻害薬があ

* Takabayashi Tetsuji, 〒 910-1193 福井県吉田郡永平寺町松岡下合月 23-3 福井大学医学部耳鼻咽喉科・頭頸部外科学，講師

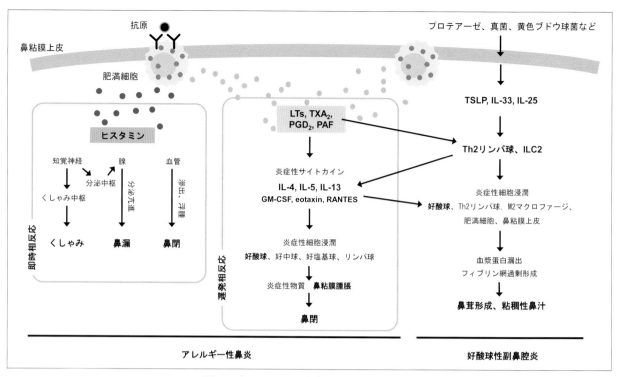

図 1. 鼻アレルギー疾患の発症メカニズム

アレルギー性鼻炎，好酸球性副鼻腔炎ともに肥満細胞が病態の形成に関与する．好酸球性副鼻腔炎ではⅠ型アレルギー反応は病態に関与しないと考えられている

LTs：ロイコトリエン，TXA_2：トロンボキサン A_2，PGD_2：プロスタグランジン D_2，PAF：血小板活性化因子，IL：インターロイキン，GM-CSF：顆粒球・マクロファージコロニー刺激因子，RANTES：regulated on activation, normal T cell expressed and secreted，TSLP：thymic stromal lymphopoietin，ILC2：Group 2 innate lymphoid cell

る．本稿では主に狭義の抗アレルギー薬について概説する．臨床的な特徴として抗ヒスタミン薬は効果の発現が早く，鼻汁，くしゃみの改善率は高い一方，鼻閉に対する効果が不十分である．また，中枢神経抑制作用による鎮静，認知能力低下，眠気，抗コリン作用による口渇，尿閉，便秘などの副作用がある．ただし，近年開発された第2世代抗ヒスタミン薬は副作用もかなり軽減され鼻閉の改善率も向上してきているためアレルギー性鼻炎に対して第一選択薬として用いられることが多い．抗アレルギー薬の特徴として即効性はなく効果発現に1週間程度を要するが連用により改善率が上昇する．また，鼻閉に対する効果も期待でき，眠気などの副作用が少ないことが特徴である．

耳鼻咽喉科アレルギー疾患の発症メカニズムと治療ターゲット

いかなる疾患においても病態を正しく理解し病態に応じた治療を行うことが重要である．特にアレルギー疾患は複数の経路の組み合わせが症状の発現に関与しており，漫然とした薬物投与では十分な治療効果が得られないばかりか望まない副作用も危惧される．アレルギー性鼻炎の症状は脱顆粒反応によって肥満細胞から放出されたヒスタミンによる即時相反応と，好酸球，肥満細胞，Th2リンパ球などから産生されるサイトカイン(IL-5, IL-4, IL-13, GM-CSF)やケミカルメディエーター(血小板活性化因子：PAF, ロイコトリエン：LTs, トロンボキサン A_2：TXA_2)による遅発相反応から構成されている(図1)．前者に対しては主に抗ヒスタミン薬が使用され，後者に対しては抗アレルギー薬が投与される．また，第2世代抗ヒスタミン薬の中には抗ヒスタミン作用に加えてケミカルメディエーターであるPAF受容体拮抗作用を併せ持つ薬剤(ルパタジンフマル酸塩)が近年我が国において市販されている．2016年に改訂さ

表 1. 耳鼻咽喉科で使用されるアレルギー治療薬(抗ヒスタミン薬,抗アレルギー薬)

① ケミカルメディエーター遊離抑制薬(肥満細胞安定薬)
クロモグリク酸ナトリウム(インタール®),トラニラスト(リザベン®),アンレキサノクス(ソルファ®),ペミロラストカリウム(アレギサール®,ペミラストン®)
② ケミカルメディエーター受容体拮抗薬
a)ヒスタミン H_1 受容体拮抗薬(抗ヒスタミン薬)
第1世代:d-クロルフェニラミンマレイン酸塩(ポララミン®),クレマスチンフマル酸塩(タベジール®)など
第2世代:ケトチフェンフマル酸塩(ザジテン®),アゼラスチン塩酸塩(アゼプチン®),オキサトミド(セルテクト®),メキタジン(ゼスラン®,ニポラジン®),エメダスチンフマル酸塩(ダレン®,レミカット®),エピナスチン塩酸塩(アレジオン®),エバスチン(エバステル®),セチリジン塩酸塩(ジルテック®),レボカバスチン塩酸塩(リボスチン®),ベポタスチンベシル酸塩(タリオン®),フェキソフェナジン塩酸塩(アレグラ®),オロパタジン塩酸塩(アレロック®),ロラタジン(クラリチン®),レボセチリジン塩酸塩(ザイザル®),フェキソフェナジン塩酸塩/塩酸プソイドエフェドリン配合剤(ディレグラ®),ルパタジンフマル酸塩(ルパフィン®)
b)ロイコトリエン受容体拮抗薬(抗ロイコトリエン薬)
プランルカスト水和物(オノン®),モンテルカストナトリウム(シングレア®,キプレス®)
c)プロスタグランジン D_2・トロンボキサン A_2 受容体拮抗薬(抗プロスタグランジン D_2・トロンボキサン A_2 薬)
ラマトロバン(バイナス®)
③ Th2 サイトカイン阻害薬
スプラタストトシル酸塩(アイピーディー®)
④ ステロイド薬
a)鼻噴霧用:ベクロメタゾンプロピオン酸エステル(リノコート®),フルチカゾンプロピオン酸エステル(フルナーゼ®),モメタゾンフランカルボン酸エステル水和物(ナゾネックス®),フルチカゾンフランカルボン酸エステル(アラミスト®),デキサメタゾンシペシル酸エステル(エリザス®)
b)経口用:ベタメタゾン,d-クロルフェニラミンマレイン酸塩配合剤(セレスタミン®)
⑤ その他
非特異的変調療法薬,生物製剤,漢方薬

(文献 15 より一部改変して引用)

れた鼻アレルギーガイドラインでは,薬物療法として病型や重症度に応じて抗ヒスタミン薬と抗アレルギー薬およびステロイド点鼻薬を単独またはこれらを組み合わせて使用することが推奨されている.

好酸球性副鼻腔炎は鼻副鼻腔粘膜に著明な好酸球の浸潤を認め,非常に難治性で易再発性の鼻茸が両側性に認められる.従来の蓄膿症として知られている慢性副鼻腔炎が上顎洞における膿汁の貯留で副鼻腔気管支症候群をきたす疾患であるのに対し,好酸球性副鼻腔炎は篩骨洞を中心に粘膜浮腫をきたし,高率に気管支喘息を合併することが特徴である[3].病変部位に肥満細胞の浸潤が増加している[5]が I 型アレルギー反応は関与していないと言われており,抗ヒスタミン薬は無効である.

詳細な病態はまだ分かっていないが,鼻副鼻腔粘膜における鼻粘膜上皮を起点として Th2 炎症が誘導され粘膜浮腫の遷延が病態の中心であると考えられている(図1).病理組織学的にもアレルギー性鼻炎とは全く異なりフィブリン網の過剰な形成が鼻粘膜に認められる[6].今のところ,ステ

ロイドの投与以外に有効な薬物療法は確立されていないが Th2 サイトカインやロイコトリエンが病態に深く関与していることが報告されており[7)8)],抗アレルギー薬が効果を発揮する可能性はある.実際 Th2 サイトカインを標的とした分子標的治療薬の本疾患に対する有効性も海外では報告されており[9]今後の検討が期待される.

好酸球性中耳炎は病態を好酸球性副鼻腔炎と共有しており,重症症例では不可逆的な感音性難聴をきたすこともあり,より注意が必要な疾患である.本疾患もステロイド以外に有効な治療法は確立されておらず好酸球性副鼻腔炎と同様,抗アレルギー薬の治療効果にも期待がもたれる.

いずれの疾患もアレルゲン免疫療法を除けば根治的な治療効果は望めず,症状の緩和が治療の目的になるため投与期間が長期に及ぶ症例も少なくない.また,抗アレルギー薬は比較的副作用が少なく,長期の投与を行っても問題が生じにくいと信じられているが,注意すべき副作用,併用薬剤などもあり正確な知識をもって治療にあたらなければ思わぬ副作用を招くこともある.本稿では耳

表 2. 抗アレルギー薬の注意すべき副作用と禁忌

分類	一般名	重大な副作用	主な副作用	禁忌
ケミカルメディエーター遊離抑制薬	トラニラスト	膀胱炎様症状，肝機能障害，黄疸，腎機能障害，白血球減少，血小板減少	嘔気(0.3%)，腹痛(0.2%)，胃部不快感(0.2%)，食欲不振(0.1%)，下痢(0.1%)	妊婦または妊娠している可能性のある婦人
	ペミロラストカリウム		腹痛(0.2%)，ＡＬＴ上昇(0.2%)，眠気(0.2%)，嘔気(0.2%)，AST 上昇(0.1%)	妊婦または妊娠している可能性のある婦人
ロイコトリエン受容体拮抗薬	プランルカスト水和物	ショック，アナフィラキシー様症状，白血球減少，血小板減少，肝機能障害，間質性肺炎，好酸球性肺炎，横紋筋融解症	下痢(1.0%)，腹痛・胃部不快感(0.8%)，発疹・瘙痒など(0.6%)，嘔気(0.4%)，嘔吐(0.3%)，Churg-Strauss 症候群様血管炎	
	モンテルカストナトリウム	アナフィラキシー，血管浮腫，劇症肝炎，肝炎，肝機能障害(0.01%)，黄疸，中毒性表皮壊死融解症，皮膚粘膜眼症候群，多形紅斑(0.01%)，血小板減少	口渇(0.8%)，傾眠(0.8%)，胃不快感(0.5%)，頭痛(0.3%)，下痢(0.3%)，倦怠感(0.3%)，Churg-Strauss 症候群様血管炎	
プロスタグランジン D_2・トロンボキサン A_2 受容体拮抗薬	ラマトロバン	肝炎，肝機能障害，黄疸	眠気(0.4%)，頭痛・頭重(0.2%)，下痢(0.2%)，動悸(0.1%)，嘔気(0.1%)，胃不快感(0.1%)	
Th2 サイトカイン阻害薬	スプラタストトシル酸塩	肝機能障害，ネフローゼ症候群	胃部不快感(0.4%)，嘔気(0.4%)，眠気(0.5%)，発疹(0.2%)	
抗 PAF 作用を併せ持つ抗ヒスタミン薬	ルパタジンフマル酸塩	肛門膿瘍，薬疹(各1例)	眠気(9.3%)，口渇(0.7%)，倦怠感(0.6%)，ＡＬＴ上昇(0.5%)，AST 上昇(0.5%)，尿糖(0.4%)，尿蛋白(0.4%)	

（文献 15 より一部改変して引用）

表 3. 薬物代謝に関わる代表的な CYP 分子種とその阻害薬

CYP 分子種	代謝される抗アレルギー薬	阻害薬
CYP1A2		ニューキノロン系抗菌薬(エノキサシン，ノルフロキサシン，シプロフロキサシン)，フルボキサシン，メキシレチン，プロパフェノン，フラフィリン，α-ナフトフラボン
CYP2C8	モンテルカストナトリウム	ゲムフィブロジル，トリメトプリム，モンテルカスト，ケルセチン
CYP2C9	トラニラスト，モンテルカストナトリウム	スルファフェナゾール，スルフィンピラゾン，アミオダロン，フルコナゾール，フルボキサミン
CYP2C19		オメプラゾール，フルボキサミン，チクロピジン
CYP2D6		キニジン，フルオキセチン，パロキセチン，テルビナフィン，ハロペリドール，シメチジン，アミオダロン，セルトラリン
CYP3A4/5	プランルカスト水和物 ルパタジンフマル酸塩 モンテルカストナトリウム	アゾール系抗真菌薬(ケトコナゾール，イトラコナゾール，フルコナゾール)，マクロライド系抗生物質(エリスロマイシン，クラリスロマイシン，トリアセチルオレアンドマイシン)，HIV プロテアーゼ阻害薬(インジナビル，リトナビル，サキナビル)，ベラパミル，シメチジン，エチニルエストラジオール，シクロスポリン

グレープフルーツに含まれるフラノクマリン類の成分が CYP3A4 の酵素活性を阻害する(果皮＞果肉＞種)

（文献 12 より一部改変して引用）

鼻咽喉科で比較的使用頻度の高い抗アレルギー薬（表1）について作用機序，副作用および注意事項をそれぞれ概説する．

1．ケミカルメディエーター遊離抑制薬（肥満細胞安定薬）

Ｉ型アレルギー反応は肥満細胞や好塩基球表面の受容体に結合した IgE に抗原が結合することによって細胞内の分泌顆粒が細胞表面へ輸送され，顆粒中に含まれるヒスタミン，ロイコトリエン，プロテアーゼといったケミカルメディエーターが放出される（脱顆粒反応）．これらのケミカルメディエーターが多彩なアレルギー症状を引き起こ

表 4. 抗アレルギー薬の薬物相互作用

分類	一般名	薬物代謝酵素	併用注意薬	主な副作用	対処
ケミカルメディエーター遊離抑制薬	トラニラスト	CYP2C9	ワルファリン	肝機能代謝酵素阻害（ワルファリン作用増強し出血傾向）	併用注意 ↓ 影響がでたら減量または中止
ロイコトリエン受容体拮抗薬	プランルカスト水和物	CYP3A4	CYP3A4 で代謝される薬剤	競合的肝代謝酵素阻害（血中濃度上昇）	併用注意 ↓ 影響がでたら減量
			CYP3A4 を阻害する薬剤（イトラコナゾール，エリスロマイシン，グレープフルーツジュースなど）	肝（小腸）薬物代謝酵素阻害（血中濃度上昇）	
	モンテルカストナトリウム	CYP2C8/2C9/3A4	フェノバルビタール	肝薬物代謝酵素誘導（作用減弱）	併用注意 ↓ 影響がでたら減量
プロスタグランジンD₂・トロンボキサンA₂受容体拮抗薬	ラマトロバン		抗血小板薬 血栓溶解薬 抗凝固薬	血小板凝集能抑制作用増強（出血傾向）	併用注意 ↓ 影響がでたら減量または中止
			サリチル酸系製剤	ヒト血漿蛋白結合作用（遊離型血中濃度上昇）	
			テオフィリン	血中濃度上昇	
抗 PAF 作用を併せ持つ抗ヒスタミン薬	ルパタジンフマル酸塩	CYP3A4	CYP3A4 を阻害する薬剤（イトラコナゾール，エリスロマイシン，グレープフルーツジュースなど）	肝（小腸）薬物代謝酵素阻害（血中濃度上昇）	併用注意 ↓ 影響がでたら減量
			アルコール	中枢神経抑制作用増強	

（文献 15 より一部改変して引用）

すことから，肥満細胞からのケミカルメディエーターの遊離を抑制する本薬剤は理論的には極めて有用である[10]．しかしながら，単剤で疾患をコントロールするには遊離抑制作用が十分ではなく実際には予防的な使用や，他剤との併用薬として用いられることが多い．即効性に欠け，効果の発現に1〜2週間を要すると言われているが抗ヒスタミン薬にしばしばみられる眠気や口渇といった副作用は少ない．本剤には局所用(点眼，点鼻用)，経口用が市販されており，局所用材には重篤な副作用の報告はみられないものの，経口薬は胃腸障害，肝機能障害を起こすことがある．特にトラニラストは膀胱炎様症状，肝機能障害が報告されており，これらの副作用が生じた場合には好酸球増多を伴うことが多いので，本剤投与中は定期的に血液検査(特に白血球数・末梢血液像の検査)を行うことが望ましいとされる[11]（表2）．

薬物動態学的な相互作用の多くは薬物の代謝に関連したものであり，その大半はチトクロム P-450(CYP)の酵素阻害に基づくものである．CYPは肝臓や小腸に多く存在し，薬物の体内からの消失に主要な役割を果たしており複数の分子種が存在する．薬物代謝にかかわる分子種の基質特異性は低いため，複数の基質が同時に存在する場合には代謝反応の競合が起こり，お互いの代謝が阻害されて薬物−薬物間あるいは薬物−食品間などで相互作用と呼ばれる現象が起こる[12]．したがって，使用する薬剤の主な代謝酵素の種類を知ることは併用する薬剤を考えるうえで非常に重要である．薬物代謝にかかわる代表的な CYP 分子種とその阻害薬を表3に示す．

トラニラストはワルファリンカリウムと共通の薬物代謝酵素(CYP2C9)で代謝される．これらの薬剤の併用によって，ワルファリンカリウムの作用が増強し，トロンボテスト値が低下したとの報告があるため本剤との併用を行う場合には，凝血

能の変動に十分注意する必要がある(表4).

また，トラニラスト，ペミロラストカリウムは動物実験では催奇形性が報告されているため，妊婦または妊娠している可能性のある婦人への投与は禁忌である[11].

2．ロイコトリエン受容体拮抗薬

細胞膜の脂質を基質として産生される脂肪酸代謝物のうち，ω-6不飽和脂肪酸であるアラキドン酸を基質として産生されるロイコトリエン，プロスタグランジンは，アレルギー疾患における重要な炎症性脂質メディエーターである．ロイコトリエンは鼻粘膜において主に肥満細胞，好酸球，マクロファージで産生され，ロイコトリエン受容体を介して血管拡張作用，血管透過性亢進作用による浮腫，そして好酸球の遊走による炎症の増悪に関係している．主に遅発相反応に関与し，抗ロイコトリエン受容体拮抗薬(プランルカスト水和物，モンテルカストナトリウム)は特に鼻閉に対する効果が高い．またロイコトリエンは好酸球性副鼻腔炎の鼻茸中に多く含まれ，本疾患の最重症タイプであるアスピリン喘息の発症に深く関与している．アレルギー炎症に対して万能の効果を発揮するステロイド剤には，ロイコトリエンの産生を抑制する効果はほとんどみられないため，本治療薬の耳鼻咽喉科領域アレルギー疾患に対する存在意義は極めて大きい．ロイコトリエン受容体拮抗薬の副作用の発生頻度は低いものの，肝機能障害，白血球減少，間質性肺炎，好酸球性肺炎，横紋筋融解症，皮膚障害，Churg-Strauss症候群用の血管炎の報告があり，定期的な採血など，服用中の経過観察が重要である(表2).

抗てんかん薬フェノバルビタールはCYP3A4産生を誘導し，CYP3A4を主な代謝酵素とするモンテルカストナトリウムの代謝が促進されることによって血中濃度が低下する可能性があり併用注意となっている．また，イトラコナゾールやエリスロマイシンはCYP3A4を阻害するため，CYP3A4を主な代謝酵素とするプランルカスト水和物との併用によって血中濃度を上昇させる恐

れがある(表4).

3．プロスタグランジン D_2・トロンボキサン A_2受容体拮抗薬

プロスタグランジン D_2，トロンボキサン A_2はロイコトリエンと同様にアラキドン酸を基質として産生される炎症性脂質メディエーターである．プロスタグランジン D_2はその受容体の1つであるCRTH2(chemoattractant receptor-homologous molecule expressed on Th2 cells)を介してTh2細胞，好酸球，好塩基球の遊走やサイトカイン産生を亢進させる．スギ花粉症モデルマウスにおいてCRTH2欠損マウスでは鼻過敏症状や鼻粘膜内好酸球浸潤などが抑制されることが報告された[13].また，CRTH2は2型自然リンパ球(ILC2)に発現しており，PGD_2刺激に対するILC2の遊走やIL-5などの2型サイトカイン産生を誘導することもわかってきた[14].トロンボキサン A_2は鼻粘膜血管や血小板のトロンボキサン A_2受容体に特異的に結合し，鼻粘膜血管拡張や血管透過性亢進作用がある．プロスタグランジン D_2・トロンボキサン A_2受容体拮抗薬(ラマトロバン)は特に鼻閉に効果があると言われ，長期投与によって鼻症状の改善率が向上する．

本剤はトロンボキサン A_2の血小板凝集能を抑制するため，抗血小板薬(チクロピジン塩酸塩など)，血栓溶解薬(ウロキナーゼなど)，抗凝固薬(ワルファリンなど)との併用は出血傾向の増強をきたす恐れがある．また，サリチル酸(アスピリンなど)やテオフィリンとの併用で本剤の血中濃度の上昇も報告されている(表4).

4．Th2サイトカイン阻害薬

鼻粘膜におけるアレルギー炎症にはTh2サイトカインであるIL-4，IL-5，IL-13の産生亢進が深く関与している．スプラタストトシル酸塩はTh2細胞からのTh2サイトカイン産生を抑制し，さらにIgE抗体産生抑制，好酸球浸潤抑制，肥満細胞からのケミカルメディエーター遊離抑制効果を有するとされる．これらの薬理作用を鑑みればアレルギー性鼻炎だけでなく，好酸球性副鼻腔炎

の難治性の鼻茸や好酸球性中耳炎の粘稠性耳漏にも効果も期待される. アレルギー性鼻炎に対しては主に鼻閉に対して効果を発揮し, 他のアレルギー治療薬との併用で投与されることが多い. 副作用として頻度はかなり低いもののネフローゼ症候群を発現することがある(表4).

5. 抗血小板活性化因子(抗PAF)作用を併せ持つ抗ヒスタミン薬

血小板活性化因子(PAF)は, 鼻粘膜の血管拡張や血管透過性の亢進, 知覚神経刺激, 好酸球の遊走および活性化を誘導するケミカルメディエーターであり, くしゃみ, 鼻水, 鼻閉などアレルギー症状を引き起こす. ルパタジンフマル酸塩は抗ヒスタミン作用に加えてPAFの受容体拮抗作用を併せ持つ薬剤である. プランルカスト水和物と同様CYP3A4を主な代謝酵素とするため, CYP3A4阻害作用のあるエリスロマイシン, ケトコナゾールとの併用による血中濃度上昇の報告があり併用注意薬剤となっている. CYP3A4阻害作用があるグレープフルーツジュースの同時摂取も避けたほうが良いとされている(表4).

おわりに

スギ花粉症を含めアレルギー鼻炎の罹患率と低年齢化が大きな問題となっており, 小児から高齢者まで幅広い年齢層に対する治療が耳鼻咽喉科医に求められている. また, アレルギー性鼻炎は気管支喘息やアトピー性皮膚炎への移行や合併も多く, 他疾患に対する正確な知識が治療効果の向上に不可欠である. 2015年に指定難病に登録された好酸球性副鼻腔炎, 中耳炎は非常に難治性であり耳鼻咽喉科領域でも最も治療に難渋する疾患の1つである. アレルギー疾患ではあるがアレルギー性鼻炎とは病態が異なっており, 今のところステロイド以外に有効な薬物療法はない. いずれのアレルギー疾患も治療の中心は症状を緩和する対症療法であり投薬期間が長期に及ぶことも多い. 抗アレルギー薬は抗ヒスタミン薬に比べて副作用が少なく使いやすいイメージがあるが, 注意すべき

副作用や併用注意薬も多く, 特に複数の薬剤を内服している高齢者に対する抗アレルギー薬の投与は慎重に行うべきである.

文 献

1) Sakashita M, Hirota T, Harada M, et al：Prevalence of allergic rhinitis and sensitization to common aeroallergens in a Japanese population. Int Arch Allergy Immunol, 151：255-261, 2010.
　Summary 日本人の1,540人(20～49歳)におけるアレルギー性鼻炎の罹患率と感作率を検討した(2006, 2007年). アレルギー性鼻炎の罹患率は44.2%で感作率は69.7%であり, 年齢間に違いは認められなかった. スギ花粉に対する感作率が高く, 若年層においてはダニの感作率が高い傾向にあった. 花粉症の罹患率は10年前に比べて10%程度増加している.

2) Okuda M：Epidemiology of Japanese cedar pollinosis throughout Japan. Ann Allergy Asthma Immunol, 91：288-296, 2003.
　Summary 12都道府県, 10,920人を対象としたアンケート調査によるスギ花粉症罹患率の検討(2003年報告). スギ花粉症の罹患率は13.1%と推定される.

3) Tokunaga T, Sakashita M, Haruna T, et al：Novel scoring system and algorithm for classifying chronic rhinosinusitis：the JESREC Study. Allergy, 70：995-1003, 2015.
　Summary 好酸球性副鼻腔炎の診断基準および臨床所見からの診断, 重症度分類を行った. 鼻粘膜における好酸球の浸潤数(強拡視野×400)が70以上を好酸球性副鼻腔炎とし, JESREC scoreによる診断基準を定めた.

4) Osawa Y, Suzuki D, Ito Y, et al：Prevalence of inhaled antigen sensitization and nasal eosinophils in Japanese children under two years old. Int J Pediatr Otorhinolaryngol, 76：189-193, 2012.

5) Takabayashi T, Kato A, Peters AT, et al：Glandular mast cells with distinct phenotype are highly elevated in chronic rhinosinusitis with nasal polyps. J Allergy Clin Immunol, 130：410-420, 2013.
　Summary 鼻茸上皮に肥満細胞の浸潤が多く, そのフェノタイプは粘膜下に存在する肥満

細胞とは異なっている．肥満細胞のフェノタイプの違いが Th2 炎症を誘導し鼻茸の形成に関与している．

6）Takabayashi T, Kato A, Peters AT, et al：Excessive fibrin deposition in nasal polyps caused by fibrinolytic impairment through reduction of tissue plasminogen activator expression. Am J Respir Crit Care Med, **187**：49-57, 2013.

Summary 鼻茸の粘膜下層には過度のフィブリン網の沈着が認められ，これは線溶系を誘導する組織型プラスミノーゲンアクチベーターの発現が Th2 炎症によって抑制されることが原因である．過度のフィブリン網の形成は粘膜浮腫を遷延させ鼻茸を形成する．

7）Fanning LB, Boyce JA：Lipid mediators and allergic diseases. Ann Allergy Asthma Immunol, **111**：155-162, 2013.

8）Choi JH, Kim MA, Park HS：An update on the pathogenesis of the upper airways in aspirin-exacerbated respiratory disease. Curr Opin Allergy Clin Immunol, **14**：1-6, 2014.

9）Bachert C, Gevaert P, Hellings P：Biotherapeutics in Chronic Rhinosinusitis with and without Nasal Polyps. J Allergy Clin Immunol Pract, **5**：1512-1516, 2017.

10）岡本美孝：化学伝達物質遊離抑制剤の作用機序と適応．Prog Med, **22**：358-361, 2002.

11）上川雄一郎：鼻アレルギー治療薬の副作用・薬剤相互作用．Prog Med, **29**：319-325, 2009.

12）吉成浩一：チトクロム P-450 の阻害に基づく薬物相互作用．日薬理誌, **134**：285-288, 2009.

13）Nomiya R, Okano M, Fujiwara T, et al：CRTH2 plays an essential role in the pathophysiology of Cry j 1-induced pollinosis in mice. J Immunol, **180**：5680-5688, 2008.

14）Xue L, Salimi M, Panse I, et al：Prostaglandin D2 activates group 2 innate lymphoid cells through chemoattractant receptor-homologous molecule expressed on TH2 cells. J Allergy Clin Immunol, **133**：1184-1194, 2014.

15）鼻アレルギー診療ガイドライン作成委員会：鼻アレルギー診療ガイドライン―通年性鼻炎と花粉症―2016 年版．ライフ・サイエンス，2015.

MB ENT, 240：45-51, 2020

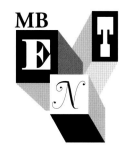

◆特集・知っておくべき耳鼻咽喉科領域における医薬品副作用

抗ヒスタミン薬

大堀純一郎*

Abstract 抗ヒスタミン薬は日常最も処方する頻度が高い薬剤の1つである．近年，抗ヒスタミン薬の副作用としてインペアード・パフォーマンスが注目され，脳内H_1受容体占拠率をもとに鎮静性，軽度鎮静性，非鎮静性，脳内に移行しない抗ヒスタミン薬に分類されるようになった．第1世代抗ヒスタミン薬は，鎮静作用，抗コリン作用などの副作用により処方されることは少なくなっているが，総合感冒薬やOTC薬として含まれていることが多く注意が必要である．また，これらの副作用は少なくなった第2世代抗ヒスタミン薬にも鎮静性が含まれることや，肝機能，腎機能障害や薬物の相互作用が存在する．耳鼻咽喉科医としてこれらの副作用を知ったうえで処方すべきである．アレルギー性鼻炎に対する抗ヒスタミン薬の選択では様々な状況を考慮すべきであるが，軽症例には脳内に移行しない抗ヒスタミン薬が第一選択とされるべきである．

Key words 抗ヒスタミン薬(antihistamine)，副作用(side effect)，インペアード・パフォーマンス(impaired performance)

はじめに

抗ヒスタミン薬は耳鼻咽喉科医にとって日常診療で最も頻回に使用する薬剤の1つである．その適応はアレルギー性鼻炎が主である．最も有名な抗ヒスタミン薬の副作用は眠気である．そのため，自動車の運転に注意が必要であったり，インペアード・パフォーマンスに注意を要したりすることはよく知られている．本稿では，抗ヒスタミン薬において注意すべき禁忌，副作用，相互作用について述べる．

ヒスタミン

ヒスタミンは，必須アミノ酸のヒスチジンから合成され，肥満細胞内に高濃度で存在するとともに，肺，肝臓，胃粘膜，脳などにも存在し，それぞれの生理機能を担っている．その受容体には4つのタイプがあり，それぞれの受容体に対して受容体拮抗薬が存在する(表1)．H_2受容体の拮抗薬

は，H_2ブロッカーとして胃酸分泌抑制薬として使用されている．H_3，H_4受容体拮抗薬については現在開発中である．抗ヒスタミン薬と呼ばれるのは，H_1受容体拮抗薬のみである．

抗ヒスタミン薬の分類

1．第1世代抗ヒスタミン薬

初期に開発された抗ヒスタミン薬にエタノールアミン系のジフェンヒドラミンやフェノチアジン系のプロメタジン塩酸塩がある．即効性はあるものの効果が短く，中枢神経抑制作用や抗コリン作用が強いという問題点があり，アレルギー性鼻炎の治療薬としては使いにくい．その後，開発されたプロピルアミン系のd-クロルフェニラミンマレイン酸塩やクレマスチンフマル酸塩も第1世代抗ヒスタミン薬に分類される．これらの薬剤は抗ヒスタミン作用が強くなったものの，副作用はあまり改善されなかった．谷内らは脳内H_1ヒスタミン受容体占拠率で抗ヒスタミン薬の分類を提唱し

* Ohori Junichiro，〒890-8520 鹿児島市桜ヶ丘8-35-1 鹿児島大学大学院耳鼻咽喉科・頭頸部外科，講師

表 1. ヒスタミン受容体

受容体	主な機能	受容体拮抗薬
H_1	血管拡張作用 気管支収縮 中枢神経系における神経伝達	抗ヒスタミン薬
H_2	心機能調節 胃酸分泌亢進 平滑筋弛緩	H_2ブロッカー
H_3	中枢での神経伝達 シナプス前性の自己受容体	シプロキシファン クロベンプロピット チオペラミド
H_4	マスト細胞などの免疫細胞の遊走	チオペラミド

ており[1], H_1受容体占拠率が50%以上を鎮静性, 50〜20%を軽度鎮静性, 20%以下を非鎮静性と分類される. 脳内H_1レセプターの占拠率では, いずれも50%以上の占拠率を示す鎮静性抗ヒスタミン薬に分類される. ジフェンヒドラミンやd-クロルフェニラミンマレイン酸は, 現在主に化学療法の前投薬として使用されることが多い.

2. 第2世代抗ヒスタミン薬

第2世代抗ヒスタミン薬は血液脳関門の透過性や抗コリン作用が少なく, 第1世代抗ヒスタミン薬の欠点とされた副作用が著しく軽減され, 抗ヒスタミン作用以外の様々な抗アレルギー作用を持ち鼻閉にも効果がある. 初期の薬剤としてケトチフェンフマル酸塩, アゼラスチン塩酸塩, オキサトミド, メキタジンがあり, 後期の薬剤にはエピナスチン塩酸塩, エバスチン, セチリジン塩酸塩, ベポタスチンベシル酸塩, フェキソフェナジン塩酸塩, オロパタジン塩酸塩, ロラタジン, レボセチリジン塩酸塩がある. 第2世代抗ヒスタミン薬は構造式によってピペラジン/ピペリジン系と三環系の2つに分類される. それぞれの薬剤は薬物動態や薬理作用に類似性がみられる. 初期の薬剤と後期の薬剤では脳内H_1受容体占拠率が異なる. 脳内H_1受容体占拠率による分類では初期第2世代抗ヒスタミン薬は軽度鎮静性, 後期第2世代抗ヒスタミン薬は非鎮静性に分類される. また, フェキソフェナジンとビラスチンはH_1受容体占拠率がほぼ0であり"脳内に移行しない抗ヒスタミン薬"と分類されている[1]. 第2世代抗ヒスタミン薬は現在アレルギー性鼻炎の治療において推奨さ

れている抗ヒスタミン薬である. 通年性アレルギー性鼻炎, 季節性アレルギー性鼻炎ともにガイドラインにて推奨されており, 季節性アレルギー性鼻炎の初期療法としてもくしゃみ・鼻漏型に対して推奨されている.

抗ヒスタミン薬の適応

抗ヒスタミン薬の適応症は, アレルギー性鼻炎, 蕁麻疹などである. 抗ヒスタミン薬でアレルギー性鼻炎を適応症としていないのは, 第1世代抗ヒスタミン薬のヒドロキシジンのみである. ヒドロキシジンは蕁麻疹, 皮膚瘙痒症と神経症における不安, 緊張, 抑うつが適応となる. また, 第1世代抗ヒスタミンのうち感冒など上気道炎におけるくしゃみ, 鼻汁などの症状を適応とする薬剤に, d-クロルフェニラミン, プロメタジン, ジプロヘプタジンがあり, 血管運動性鼻炎に保険適用となっている薬剤にジフェンヒドラミン, d-クロルフェニラミン, ジプロヘプタジンがある. 一方, 第2世代抗ヒスタミン薬では, アレルギー性鼻炎をすべての薬剤で適応症としているが, 急性鼻炎や上気道炎におけるくしゃみ, 鼻汁, 血管運動性鼻炎などを適応とする薬剤はない. 第2世代抗ヒスタミン薬のうち, ケトチフェン, メキタジン, アゼラスチン, エピナスチンは気管支喘息にも保険適用となっている.

抗ヒスタミン薬の副作用

抗ヒスタミン薬の一般的な副作用として眠気, 倦怠感, 口渇が多い(表2). 眠気や倦怠感は中枢抑制作用によるもの, 口渇は抗コリン作用によるものである. 以下に主な副作用について述べる.

1. 中枢抑制作用（眠気, インペアード・パフォーマンス）

ヒスタミンは脳を覚醒させる作用を持つため, 中枢神経におけるヒスタミンの拮抗は傾眠傾向を引き起こす[2]. このため, 抗ヒスタミン薬では多くの薬剤で眠気が最も頻度の高い副作用である. 眠気を訴えられない小児や, 成人で眠気を自覚し

ない人でもインペアード・パフォーマンスをきたす．インペアード・パフォーマンスとは抗ヒスタミン薬の副作用として提唱されている概念であり，認知能力・集中力・作業効率・運動能率などのパフォーマンスが無自覚に障害されている状態を指す．インペアード・パフォーマンスは眠気・倦怠感と異なり脳内 H_1 受容体占拠率と相関している[3]．

脳内 H_1 受容体占拠率の高い第 1 世代のクロルフェニラミン 2 mg のインペアード・パフォーマンスはウイスキーシングルを 3 杯（90 ml）飲んだ状態に相当する[4]．第 2 世代薬でもケトチフェンやオキサトミドなど一部では高い中枢移行性が確認されている[5]．鎮静性の薬剤を夜間に投与するという考え方があるが，視床下部におけるヒスタミン遊離のレベルは日中で高いため，抗ヒスタミン薬の作用発現は夜間より日中の服用のほうが強い[6]．さらに，ジフェンヒドラミンおよびケトチフェンの脳内の半減期は 30 時間および 45 時間であったと報告されている[7]．つまり，抗ヒスタミン薬の中枢抑制作用は，翌日の日中にまで持ち越すこととなり，日中のインペアード・パフォーマンスの原因となりうる．一方で，H_1 受容体占有率が 20％以下の薬剤では有意なインペアード・パフォーマンスは観察されない[8]．しかし，添付文書をみると非鎮静性の抗ヒスタミン薬であっても副作用に眠気が記載されている．したがって，抗ヒスタミン薬を用いる際には"脳内に移行しない抗ヒスタミン薬"の薬剤を第一選択として使用すべきである[9]．鎮静性抗ヒスタミン薬は，多くの OTC の感冒薬に含まれている．欧米では小児に対して抗ヒスタミン薬を含む OTC 薬の使用が禁止となっているが，本邦では現在でも販売されている．厚生労働省は OTC の小児用感冒薬を販売する際に「2 歳未満の乳幼児に使用する場合は，医師の診療を受けさせることを優先し，やむをえない場合にのみ服用させること」「15 歳未満の小児に服用させる場合には，保護者の指導監督の下に服用させること」という情報提供を行うように通知している．第 1 世代抗ヒスタミン薬には上気道感染症に対して保険適用となっているものがあるが，上気道感染症を含めた小児の鼻汁症状に対して鎮静性抗ヒスタミン薬を処方することがないよう注意すべきである．

2．抗コリン作用

第 1 世代抗ヒスタミン薬はヒスタミン受容体への特異性が低いため，抗コリン作用を併せ持つ．そのため，緑内障患者，前立腺肥大など下部尿路に閉塞性疾患のある患者に対しては抗コリン作用による禁忌が含まれる．第 1 世代抗ヒスタミン薬のうち添付文書上に禁忌とされていないものは，ヒドロキシジンのみである．一方，第 2 世代抗ヒスタミン薬でもメキタジンだけは抗コリン作用が強く，緑内障，前立腺肥大など下部尿路に閉塞性疾患のある患者に対して禁忌である．その他，抗コリン作用による禁忌としてジプロペプタジンにおける幽門性胃潰瘍や幽門十二指腸潰瘍がある．

抗コリン作用による副作用は，口渇，便秘，排尿障害，視力調節障害などである．第 1 世代抗ヒスタミン薬は鼻汁を減少させるが，その効果は抗ヒスタミン作用よりも本剤が併せ持つ抗コリン作用と関連している[10]．第 1 世代抗ヒスタミン薬が鼻汁に対して効果が高いといった間違った認識は抗コリン作用によるものと考えられる．第 1 世代ヒスタミン薬であるプロメタジンは総合感冒薬の PL 顆粒にも含まれており，前立腺肥大患者や緑内障患者への使用は禁忌である．

3．けいれん

ヒスタミンは中枢神経系において覚醒度を上げる作用があり，一方で抗けいれん作用も有する．そのため中枢神経系のヒスタミン受容体を阻害する薬剤はヒスタミンの持つ抗けいれん作用を低下させ，けいれんを誘発する可能性がある．添付文書に重大な副作用にけいれんを挙げている薬剤として，d-クロルフェニラミン，ジプロヘプタジン，ケトチフェン，セチリジン，レボセチリジン，ロラタジン，デスロラタジン，ルパタジンがある．合剤であるフェキソフェナジン/プソイドエフェ

表 2. 抗ヒスタミン薬の一覧

薬剤添付文書およびインタビューフォームの記載事項をまとめた

一般名(薬剤名)	禁忌	慎重投与
ジフェンヒドラミン塩酸塩 (レスタミンコーワ)	緑内障，前立腺肥大など下部尿路に閉塞性疾患のある患者	記載なし
d-クロルフェニラミンマレイン酸 (ポララミン)	過敏症，緑内障，前立腺肥大など下部尿路に閉塞性疾患のある患者，低出生体重児，新生児	眼内圧亢進のある患者，甲状腺機能亢進症のある患者，狭窄性消化性潰瘍，循環器系疾患，高血圧症
プロメタジン塩酸塩 (ピレチア，ヒベルナ)	過敏症，バルビツール酸誘導体・麻酔薬などの中枢神経抑制薬の強い影響下にある患者，緑内障，前立腺肥大など下部尿路に閉塞性疾患のある患者，2歳未満の乳幼児	肝障害のある患者 脱水，栄養不良状態などを伴う身体的疲弊のある患者
ホモクロルシクリジン塩酸塩 (ホモクロミン)	緑内障，前立腺肥大など下部尿路に閉塞性疾患のある患者	記載なし
ヒドロキシジン (アタラックス)	過敏症，ポルフィリン症の患者，妊婦または妊娠している可能性のある婦人	てんかんのけいれん性疾患，QT延長のある患者，高齢者，肝機能障害のある患者，腎障害のある患者，緑内障，前立腺肥大など下部尿路に閉塞性疾患のある患者，重症筋無力症，認知症，狭窄性消化性潰瘍，不整脈
ジプロヘプタジン塩酸塩水和物 (ペリアクチン)	緑内障，前立腺肥大など下部尿路に閉塞性疾患のある患者，狭窄性胃潰瘍のある患者，幽門十二指腸閉塞のある患者，気管支喘息の急性発作時の患者，新生児・低出生体重児，老齢の衰弱した患者	気管支喘息，眼内圧亢進のある患者，甲状腺機能亢進症のある患者，心血管障害のある患者，高血圧症のある患者，乳・幼児
ケトチフェンフマル酸 (ザジテン)	過敏症，てんかんまたはその既往歴のある患者	けいれん性疾患(てんかんを除く)
オキサトミド (セルテクト)	過敏症，妊婦，妊娠している可能性のある婦人	肝障害，幼児
アゼラスチン塩酸塩 (アゼプチン)	なし	なし
メキタジン (ゼスラン，ニポラジン)	過敏症，緑内障，前立腺肥大など下部尿路に閉塞性疾患のある患者，低出生体重児，新生児	腎障害，高齢者
エメダスチンフマル酸 (ダレン，レミカット，アレサガ)	なし	肝障害の患者
エピナスチン塩酸塩 (アレジオン)	過敏症	肝障害
エバスチン (エバステル)	過敏症	肝障害
セチリジン塩酸塩 (ジルテック)	過敏症，重度の腎障害	腎障害，肝障害，高齢者，てんかんなどのけいれん性疾患または既往
レボセチリジン塩酸塩 (ザイザル)	過敏症，重度の腎障害	腎障害，肝障害，高齢者，てんかんなどのけいれん性疾患または既往
ベポタスチンベシル酸塩 (タリオン)	過敏症	腎機能障害
オロパタジン塩酸塩 (アレロック)	過敏症	腎機能低下患者，高齢者，肝機能障害
ロラタジン (クラリチン)	過敏症	肝障害，腎障害，高齢者
デスロラタジン (デザレックス)	過敏症	肝障害，腎障害，高齢者
ルパタジンフマル酸塩 (ルパフィン)	過敏症	肝障害，腎障害，高齢者
フェキソフェナジン塩酸塩 (アレグラ)	過敏症	なし
ビラスチン (ビラノア)	過敏症	腎機能障害
フェキソフェナジン塩酸塩/塩酸プソイドエフェドリン (ディレグラ)	過敏症，重症の高血圧，重症の冠動脈実患，緑内障，尿閉，交感神経刺激薬による不眠，めまい，脱力，振戦，不整脈などの既往歴のある患者	糖尿病，高血圧，虚血性心疾患，眼圧上昇，甲状腺機能亢進症，前立腺肥大，腎機能障害

副作用(頻度%)	重大な副作用	相互作用
眠気(34.76%), めまい(8.24%), 疲労感(5.16%)	記載なし	作用増強 　中枢神経抑制薬, MAO 阻害薬, 抗コリン作用を有する薬剤, アルコール
眠気(7.34%)	ショック, けいれん, 錯乱 再生不良性貧血, 無顆粒球症	作用増強 　中枢神経抑制薬, アルコール, MAO 阻害薬, 抗コリン作用を有する薬剤, ドロキシドパ, ノルアドレナリン
眠気, 口渇, 頭痛	悪性症候群, 乳児突然死症候群, 乳児睡眠 無呼吸発作	作用増強 　抗コリン作用を有する薬剤, 中枢神経抑制薬, アルコール, 降圧薬
眠気(5%以上), 倦怠感, めまい, 頭痛, 悪心, 嘔吐, 口渇, 食欲不振(5%未満)	記載なし	作用増強 　中枢神経抑制薬, アルコール, モノアミン酸化酵素阻害薬
眠気(2.5%), 倦怠感(1.09%), 口渇(0.53%)	ショック, アナフィラキシー, QT 延長, 心室頻拍, 肝機能障害, 黄疸 急性汎発性発疹性膿疱症	作用増強 　バルビツール酸誘導体・麻酔剤等の中枢神経抑制薬, ベタヒスチン, 抗コリンエステラーゼ薬 作用減弱 　シメチジン, シベンゾリンコハク酸塩など
眠気(15.3%), 倦怠感(1.64%), 口渇(0.78%), 頻尿(0.78%)	錯乱, 幻覚, けいれん, 無顆粒球症	作用増強 　アルコール, 中枢神経抑制薬, モノアミン酸化酵素阻害薬, 抗コリン作動薬 作用減弱 　セロトニン系を介して効果を発揮する抗うつ薬
眠気(4.4%), 倦怠感(0.3%), 口渇(0.1%), 悪心(0.1%)	けいれん, 興奮, 肝機能障害, 黄疸	作用増強 　中枢神経抑制薬, 抗ヒスタミン薬, アルコール
眠気(4.8%), 倦怠感(0.5%), AST 上昇(0.4%), ALT 上昇(0.5%), 肝機能障害(0.07%), 口渇(0.4%)	肝炎, 肝機能障害, 黄疸, ショック, アナフィラキシー, TEN, Stevens-Johnson, 血小板減少	作用増強 　中枢神経用製剤, アルコール
眠気, 倦怠感, 口渇, 悪心・嘔吐, 苦味感, 味覚異常(すべて 5%未満)	記載なし	記載なし
眠気(2.17%), 倦怠感(0.46%), 口渇(0.44%)	ショック, アナフィラキシー, 肝機能障害, 黄疸, 血小板減少	作用増強 　中枢神経抑制薬, 抗コリン作用を有する薬剤, アルコール, メトキサレン(光線過敏症)
眠気(6.3%), 倦怠・脱力感(0.61%), 口渇(0.23%), 腹痛(0.14%), ふらつき(0.13%), 頭痛・頭重感(0.11%), 頭がぼーっとする(0.10%), ALT 上昇(0.21%), AST 上昇(0.16%), LDH 上昇(0.13%), γ-GTP 上昇(0.10%) アレサガ特有の副作用 　適用部位紅斑(10.9%), 適用部位瘙痒感(4.5%), 適用部位丘疹(2.0%), 眠気(4.9%)	記載なし	作用増強 　向精神薬, 抗ヒスタミン薬, アルコール
眠気(1.2%), 口渇(0.3%), 倦怠感(0.3%), 胃部不快感(0.2%), 嘔気(0.2%)	肝機能障害, 黄疸, 血小板減少	記載なし
眠気(1.7%), 口渇(0.4%), 倦怠感(0.3%), 胃部不快感(0.2%)	ショック, アナフィラキシー, 肝機能障害, 黄疸	血中濃度上昇 　エリスロマイシン, イトラコナゾール 血中濃度低下 　リファンピシン
眠気(6.0%), 倦怠感(0.9%), 口渇(0.6%), 嘔気(0.5%), AST 上昇(1.4%), ALT 上昇(1.5%), 好酸球増多(0.8%), 総ビリルビン上昇(0.5%)	ショック, アナフィラキシー, けいれん, 肝機能障害, 黄疸, 血小板減少	腎排泄阻害 　テオフィリン, リトナビル 作用増強 　中枢神経抑制薬, アルコール 血中濃度上昇 　ピルシカイニド塩酸塩水和物
傾眠, 頭痛, 疲労	同上	同上
眠気(5.7%), 口渇(1.1%), 悪心(0.8%), 胃痛(0.5%), 下痢(0.5%), 胃部不快感(0.4%), 倦怠感(0.3%), 嘔吐(0.3%), ALT 上昇(2.1%), 尿潜血(1.1%), γ-GTP 上昇(0.9%), AST 上昇(0.7%)	記載なし	記載なし
眠気(7.0%), ALT 上昇(0.7%), 倦怠感(0.6%), AST 上昇(0.5%), 口渇(0.4%)	劇症肝炎, 肝機能障害, 黄疸	記載なし
眠気(6.4%), 倦怠感(1.4%), 腹痛(0.9%), 口渇(0.9%), 嘔気・嘔吐(0.5%), ALT 上昇(0.9%), AST 上昇(0.7%)	ショック, アナフィラキシー, てんかん, けいれん, 肝機能障害, 黄疸	血中濃度上昇 　エリスロマイシン, シメチジン
傾眠(1.0%), 白血球増加(0.6%), 血中コレステロール増加(0.4%)	同上	同上
眠気(9.3%), 口渇(0.7%), 倦怠感(0.6%), ALT 上昇(0.5%), AST 上昇(0.5%), 尿糖(0.4%), 尿蛋白(0.4%)	ショック, アナフィラキシー, てんかん, けいれん, 肝機能障害, 黄疸	作用増強 　CYP3A4 阻害薬, エリスロマイシン, ケトコナゾール, グレープフルーツジュース, アルコール
頭痛(4.6%), 眠気(2.3%), 嘔気(1.2%)	ショック, アナフィラキシー, 肝機能障害, 黄疸, 無顆粒球症, 白血球減少, 好中球減少	作用減弱 　制酸薬 血中濃度上昇 　エリスロマイシン
眠気(0.6%), 口渇(0.3%), 頭痛(0.3%)	記載なし	血中濃度上昇 　エリスロマイシン, ジルチアゼム 血中濃度低下 　食事, グレープフルーツジュース
頭痛(0.6%), 発疹(0.6%), 疲労(0.3%), 口渇(0.3%)	ショック, アナフィラキシー, けいれん, 肝機能障害, 黄疸, 無顆粒球症, 白血球減少, 好中球減少, 急性汎発性発疹性膿疱症	作用減弱 　制酸薬 血中濃度上昇 　エリスロマイシン 降圧作用減弱 　交感神経系に対して抑制的に作用する降圧薬, メチルドパ, レセルピン 交感神経刺激薬 　選択的 MAO-B 阻害薬, セレギリン

ドリンにもてんかんの記載があるが，フェキソフェナジンにはないことからプソイドエフェドリンのためと考えられる．けいれんの副作用は特に熱性けいれんを起こしやすい小児で重要である．脳内ヒスタミンH_1受容体占拠率による分類による非鎮静性または軽度鎮静性の抗ヒスタミン薬では，有熱時けいれん持続時間の有意な延長を認めなかったとの報告がある[11]．熱性けいれん診療ガイドライン2015では，熱性けいれんの既往のある小児に対して発熱性疾患罹患中における鎮静性抗ヒスタミン薬使用は熱性けいれんの持続時間を長くする可能性があり推奨されないとされている．したがって，抗てんかん薬を内服している患者に対しては，抗ヒスタミン薬の不必要な使用は避けるべきであり，使用するとしても非鎮静性の抗ヒスタミン薬を選択すべきである．

4．肝・腎機能障害

ほとんどの薬剤で副作用として肝機能障害が挙げられている．特にプロメタジン，ヒドロキシジン，オキサトミド，メキタジン，エメダスチン，エピナスチン，エバスチン，セチリジン，ロラタジン，ルパタジン，ビラスチン，デスロラタジンでは肝障害患者に対して慎重投与とされている．オロパタジンでは劇症肝炎が重大副作用として挙げられている．腎機能障害が慎重投与とされている薬剤は，ヒドロキシジン，メキタジン，セチリジン，ベポタスチンベシル酸塩，オロパタジン，ロラタジン，ルパタジン，ビラスチン，デスロラタジンである．

5．その他の重大な副作用

多くの薬剤においてショックが挙げられている．d-クロルフェニラミンでは，再生不良貧血がある．プロメタジンでは悪性症候群，乳幼児突然死症候群，乳幼児無呼吸発作があり，2歳未満の乳幼児には禁忌となっている．第2世代抗ヒスタミン薬においても多くの薬剤でけいれん，てんかんの副作用が記載されており，特に小児への投与には注意が必要である．

抗ヒスタミン薬の相互作用

相互作用に注意すべき薬剤は，抗ヒスタミン薬の分類により異なる(表2)．いずれの相互作用でも作用増強や血漿中濃度上昇にて，先に述べた副作用が増強する恐れがあり注意が必要である．また，相互作用にて薬剤濃度の低下，薬剤の拮抗による作用減弱なども指摘されており，服用薬が多数となる高齢者における投与に注意が必要である．

1．第1世代抗ヒスタミン薬

第1世代抗ヒスタミン薬では，中枢神経抑制作用や抗コリン作用が強く，中枢神経抑制薬，モノアミン酸化酵素阻害剤，抗コリン作用を有する薬剤，アルコールなどに相互作用がみられ，いずれも作用が増強する．その他の相互作用としてd-クロルフェニラミンでは，ドロキシドパ，ノルアドレナリンとの相互作用で血圧の異常上昇がみられる．ジプロヘプタジンでは，セロトニン系を介して効果を発揮する抗うつ薬との相互作用で作用が減弱する．

2．第2世代抗ヒスタミン薬

初期の第2世代抗ヒスタミン薬では，中枢神経抑制薬，アルコールに相互作用がみられる薬剤が多く，メキタジンでは抗コリン作用を有する薬剤が，エメダスチンフマル酸では向精神薬に相互作用があり，いずれも作用が増強する．メキタジンでは，メトキサレンとの相互作用で光線過敏が起こる．

後期の第2世代抗ヒスタミン薬では第1世代抗ヒスタミン薬にみられた相互作用は少なくなっているものの，セチリジンやレボセチリジンでは中枢神経抑制薬，アルコールに対して相互作用があり作用が増強する．また，フェキソフェナジン，ロラタジン，ルパタジン，ビラスチンではエリスロマイシンに相互作用があり血漿中濃度が上昇する．ルパタジンではCYP3A4を介してCYP3A4阻害薬やグレープフルーツジュースとの相互作用がみられ，作用が増強する．フェキソフェナジンは制酸薬との併用で腸内での吸収が低下し作用が減弱し，ビラスチンはグレープフルーツジュース

にて血漿中濃度が低下するとされている．近年発売されたフェキソフェナジン/プソイドエフェドリンでは，プソイドエフェドリンの相互作用として，交感神経に対して抑制的に作用する降圧薬であるメチルドパやレセルピンとの併用で降圧作用減弱が起こり，交感神経刺激薬，パーキンソン病の治療薬として使用される選択的MAO-B阻害薬の作用減弱も起こる．

まとめ

　抗ヒスタミン薬に関する副作用についてまとめた．第1世代抗ヒスタミン薬は，アレルギー性鼻炎や上気道炎に対して適応とされてはいるが，第2世代抗ヒスタミン薬が幅広い年齢に使用できるようになった現在では，鎮静や抗コリン作用による副作用のためその使用は限られている．第2世代抗ヒスタミン薬の処方においても脳内に移行しない薬剤を第一選択とし，けいれんや肝機能障害への注意が必要である．

参考文献

1) Yanai K, Yoshikawa T, Yanai A, et al：The clinical pharmacology of non-sedating antihistamines. Pharmacol Ther, **178**：148-156, 2017.
　Summary　抗ヒスタミン薬の脳内H₁受容体占拠率を測定し，脳内に移行しない抗ヒスタミン薬の分類を提唱している論文．

2) Schwartz JC, Arrang JM, Garbarg M, et al：Histaminergic transmission in the mammalian brain. Physiol Rev, **71**：1-51, 1991.

3) Yanai K, Okamura N, Tagawa M, et al：New findings in pharmacological effects induced by antihistamines：from PET studies to knockout mice. Clin Exp Allergy, **29**：29-36, 1999.
　Summary　第1世代抗ヒスタミン薬によるインペアード・パフォーマンスを提唱した論文．

4) Okamura N, Yanai K, Higuchi M, et al：Functional neuroimaging of cognition impaired by a classical antihistamine, d-chlorpheniramine. Br J Pharmacol, **129**：115-123, 2000.

5) Kubo N, Senda M, Ohsumi Y, et al：Brain histamine H1 receptor occupancy of loratadine measured by positron emission topography：comparison of H1 receptor occupancy and proportional impairment ratio. Hum Psychopharmacol, **26**：133-139, 2011.

6) Yanai K, Tashiro M：The physiological and pathophysiological roles of neuronal histamine：an insight from human positron emission tomography studies. Pharmacol Ther, **113**：1-15, 2007.

7) Yanai K, Hiraoka K, Kárpáti A, et al：Histamine H1 receptor occupancy in human brain. 311-326, In Blandina P, editors. Histamine Receptors：Preclinical and Clinical Aspects. The receptors. Volume 28. Humana Press：Cham, Switzerland, 2016.

8) 古本祥三, 谷内和彦：薬物動態評価のPET分子イメージング．Drug Delivery Sys, **26**：401-409, 2011.

9) Kawauchi H, Yanai K, Wang DY, et al：Antihistamines for Allergic Rhinitis Treatment from the Viewpoint of Nonsedative Properties. Int J Mol Sci, **20**：213, 2019.
　Summary　抗ヒスタミン薬の処方において脳内に移行しない抗ヒスタミン薬を第一選択すべきであるとしたレビュー．

10) Miller EK, Williams JV：The common cold. Kliegman RM, et al：2011-2014, Nelson Textbook of pediatrics 20th edition. Elsevier, 2015.

11) 木村　丈, 渡辺陽和, 松岡太郎：鎮静性抗ヒスタミン薬の投与により熱性けいれんの痙攣時間は延長する．脳と発達, **46**：45-46, 2014.

Monthly Book

ENT⊙NI
エントーニ
No.
218

2018年4月増刊号

耳鼻咽喉科における
新生児・乳幼児・
小児への投薬 —update—

■編集企画　守本倫子（国立成育医療センター医長）

198頁，定価（本体価格5,400円＋税）

小児患者を多く診ていられるエキスパートの方々により，実際の臨床で遭遇する小児患者への対応，小児特有の耳鼻咽喉科疾患に対する薬物治療の最新知識などわかりやすく解説！！

☆ CONTENTS ☆

全日本病院出版会　〒113-0033 東京都文京区本郷3-16-4　Tel:03-5689-5989
www.zenniti.com　Fax:03-5689-8030

MB ENT, 240：53-59, 2020

◆特集・知っておくべき耳鼻咽喉科領域における医薬品副作用

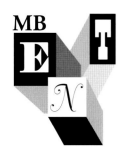

点鼻薬
―その使い方と副作用について―

岩田　昇*

Abstract　点鼻薬は耳鼻咽喉科領域で最も使用頻度が高く，全身性の副作用も非常に少なく安全な薬物の1つである．点鼻薬は作用機序的特徴により局所的に作用するものと中枢に作用し効果を発揮するものの2つに分けられる．本邦の鼻アレルギー診療ガイドライン2016によれば，アレルギー性鼻炎の患者は年々増加傾向にあり，その治療や予防には抗ヒスタミン薬やロイコトリエン受容体拮抗薬と鼻噴霧用剤との併用が推奨されている．米国の季節性アレルギー性鼻炎診療ガイドラインでは，12歳以上から鼻噴霧用ステロイド薬の単独投与を第一選択とすることが推奨されている．

鼻噴霧用ステロイド薬は内服薬に比べると副作用は非常に少なく，薬剤にもよるが2歳以上であれば使用可能な薬剤もあり，胎児への影響が極力少ない妊娠週数に達した妊婦にも，症状が妊娠への影響を大きく下回る場合に限り使用可能である．

今回はそれぞれの点鼻薬（ステロイド，血管収縮薬）について，その適応，効果，そして副作用について述べる．

Key words　アレルギー性鼻炎(allergic rhinitis)，鼻噴霧用ステロイド薬(steroid collunarium)，小児(children)，妊婦(pregnant woman)，鼻噴霧用血管収縮薬(nasal vasoconstrictor)，薬剤性鼻炎(chemical rhinitis)

初めに

点鼻薬は耳鼻咽喉科領域で最も使用頻度が高く，全身性の副作用も非常に少ない安全な薬物の1つである．現在はアレルギー性鼻炎などに用いられる抗アレルギー薬や副腎皮質ステロイド製剤，血管収縮薬などの局所作用性薬物，片頭痛や尿崩症治療などに適応のある中枢作用性薬物が臨床で使用されている．本邦で使用されている点鼻薬を表1[1)~3)]にまとめた．

点鼻薬は作用機序的特徴により局所的に作用するものと，中枢に作用し効果を発揮するものの2つに分けられる．まず局所的作用を示すものは耳鼻咽喉科領域で使用する点鼻薬が代表であり，液状のもの，霧状のもの，そしてドライパウダーといった種類があり，これらの使い分けは患者の嗜好も左右するが，医師の判断で使い分けを行っており，それぞれの効果は同等と考えてよい．これらの点鼻薬は全身性の副作用がほとんどなく，安全に使用できる薬剤の1つである．もう1つの中枢に作用するものは，同じ作用を示す経口薬に比べて速やかに吸収され血中濃度上昇が速い特徴を有する．さらに経鼻粘膜的投与にすると，経口的投与で不活化される部分を回避することができるなどの利点があると考えられていが，実際のところ鼻粘膜からの吸収メカニズムは明らかになっていない点も多く，今後の開発で，今まで点鼻として使用されてきたものが経口薬に代わる可能性もあると報告されている[2)]．

＊　Iwata Noboru, 〒 454-8509　愛知県名古屋市中川区尾頭橋 3-6-10　藤田医科大学ばんたね病院耳鼻咽喉科,
助教

表 1. 本邦で発売されている点鼻薬一覧

	一般名（商品名）	適応
第 2 世代抗ヒスタミン薬	フマル酸ケトチフェン（ザジテン®） 塩酸レボカバスチン（リボスチン®）	アレルギー性鼻炎
ケミカルメディエーター遊離抑制薬	クロモグリク酸ナトリウム（インタール®） アンレキサノクス（ソルファ®）	アレルギー性鼻炎
副腎皮質ステロイド	フルチカゾンプロピオン酸エステル（フルナーゼ®） ベクロメタゾンプロピオン酸エステル（リノコート®） デキサメタゾンシペシル酸エステル（エリザス®） フルチカゾンフランカルボン酸エステル（アラミスト®） モメタゾンフランカルボン酸エステル水和物（ナゾネックス®）	アレルギー性鼻炎 血管運動性鼻炎
交感神経刺激薬	硝酸ナファゾリン（プリビナ®） 硝酸テトラヒドロゾリン（ナーベル®） 塩酸オキシメタゾリン（ナシビン®）	上気道の諸疾患の 充血・うっ血
	塩酸テトラヒドロゾリン・プレドニン含有（コールタイジン®） 塩酸トラマゾリン（トラマゾリン点鼻液®）	諸種疾患における 鼻充血・うっ血
片頭痛治療薬	スマトリプタン（イミグラン点鼻液 20®）など	片頭痛
中枢性尿崩症治療薬	バソプレシン（デスモプレシン®）など	中枢性尿崩症
Gn-RH 誘導体製剤	ブセレリン酢酸塩（スプレキュア®）など	子宮内膜症など

（文献 1～3 より一部改変）

アレルギー性鼻炎に対する点鼻薬

アレルギー性鼻炎の患者は年々増加傾向にあり，鼻アレルギー診療ガイドライン 2016[3] によれば有病率は，通年性アレルギー性鼻炎は 23.4%，花粉症全体は 29.8%（スギ花粉症は 26.5%，スギ以外の花粉症は 15.4%），アレルギー性鼻炎全体では 39.4% と報告されている．本邦ではアレルギー性鼻炎の治療は内服と点鼻薬の併用を主体とし，これでも治療抵抗性の場合は手術治療（鼻中隔矯正術，両下鼻甲介粘膜焼灼術，両下鼻甲介粘膜下骨切除術，後鼻神経切断術など）を行う場合もある．ガイドラインによれば，アレルギー性鼻炎治療（季節性，通年性ともに）には軽症から重症まで，また花粉症では初期療法から鼻噴霧用ステロイド薬の使用が推奨されている．鼻噴霧用ステロイド薬の薬理作用は高い抗炎症作用であり，主な作用機序として，

① 粘膜型マスト細胞，好酸球，リンパ球の鼻粘膜局所浸潤の抑制

② サイトカインの産生・放出の抑制

③ 血管透過性や腺分泌の抑制

④ アラキドン酸代謝の阻止によるロイコトリエン・プロスタグランジン産生の抑制など

が挙げられる．アレルギー反応の遅発相のみに効果があるとされているが，連用することにより即時相にも有効であると述べられている[3]．ガイドラインに掲載されている現在使用可能な鼻噴霧用ステロイド薬はベクロメタゾンプロピオン酸エステル，フルチカゾンプロピオン酸エステル，モメタゾンフランカルボン酸エステル水和物，フルチカゾンフランカルボン酸エステル，デキサメタゾンシペシル酸エステルであり，何れも微量で局所効果が強く，吸収されにくく，もし吸収されてもすぐに分解されるため，1 年以上連用しても全身的副作用は少ない[3]．以前は多くの医師が鼻噴霧用ステロイド薬の有効性を理解しているにもかかわらず処方に消極的であった時代があったようだが，最近は作用部位において薬剤の高濃度投与を維持し，低い生物学的利用率（bioavailability）を達成しているため全身的な副作用は最小限に抑えられている[4]．

2017 年に米国の季節性アレルギー性鼻炎に対するガイドラインが発表された．米国では季節性アレルギー性鼻炎の治療に対し，本邦の抗ヒスタミン薬やロイコトリエン受容体拮抗薬などの内服と鼻噴霧用ステロイド薬との併用ではなく，鼻噴霧用ステロイド薬を主軸とした治療が推奨されて

いる.

その内容は以下の通り.

(1) 12 歳以上の患者に対する季節性アレルギー性鼻炎の初期療法では，鼻噴霧用ステロイド薬の単剤治療から開始することが推奨される.

(2) 12 歳以上で中等症以上の季節性アレルギー性鼻炎に対する治療では鼻噴霧用ステロイド薬と抗ヒスタミン点鼻薬の併用を患者に勧めてもよい.

新ガイドラインは 12 歳以上を対象としており，12 歳未満の小児患者に対する治療指針は示されていない[5].

小児に対する鼻噴霧用ステロイド薬

前述の通り，米国ではアレルギー性鼻炎治療に対して鼻噴霧用ステロイド薬を優先的に使用することが推奨されており，12 歳以上の小児からを対象としている．Ponda によれば，鼻噴霧用ステロイド薬は副作用が少ないが，鼻のかゆみや乾燥，鼻出血などの副作用の可能性があると指摘しており，副作用を少なくするには適切な使用法（例えば，キット先端での鼻中隔粘膜損傷による出血を予防するため，その先端を鼻腔の外側に向けて噴霧するなど）を説明する必要があると述べている[5].

我が国でも抗ヒスタミン薬，ロイコトリエン受容体拮抗薬に鼻噴霧用ステロイド薬を併用すると効果的であるといわれている．本邦で発売されている鼻噴霧用ステロイド薬の中にはフルチカゾンフランカルボン酸エステル（アラミスト[®]）のように，2 歳から使用できるものもあり，この点からも小児への副作用は少ないことが想像される.

妊婦に対する鼻噴霧用ステロイド薬

妊娠中のアレルギー性鼻炎治療には非常に神経を使う．また，妊娠を契機にアレルギー性鼻炎症状が増強することで治療に苦慮する機会も多い．アレルギー性鼻炎（Ⅰ型アレルギー）にはリンパ球と好酸球が強く関連していることは周知の通りで

あるが，妊娠とアレルギー疾患との関係は以前よりいくつか報告されている．浜野らは，アレルギー性鼻炎症例の末梢血より分離したリンパ球および好酸球を用いた検討において，女性ホルモンとともに単核球を培養すると，上清中の IL-4，IL-13 の産生が増加することを報告している[6]．さらに，女性ホルモンは好酸球に作用し，好酸球接着分子の機能的親和率を亢進することにより毛管内皮細胞との接着を促進し，弱いながらも脱顆粒を惹起すると報告している[7]．今野らは，動物実験で女性ホルモンにより α_1 アドレナリン受容体数の減少，コリン受容体数の増加などが認められ，自律神経に変化をきたすと報告している[8]．妊娠 2〜5 ヶ月で鼻閉を中心とした鼻過敏症の亢進がみられるが，米倉らは，女性ホルモンは H_1 受容体の発現を増強することにより鼻粘膜血管に作用し，一方で自律神経系の受容体発現数を副交感神経優位に変化させ，これにより鼻閉を増強させていることが示唆されると述べている[9]．さらに，彼らは妊娠時における循環血液量や体水分量の増加も鼻粘膜浮腫を引き起こしている原因の 1 つと考えられると述べている[9].

基本的に妊婦に対して投薬することは胎児への影響を考慮すると，できるだけ避けたい．つまり，アレルゲンからの回避が最良の治療であることは言うまでもない．それ以外には鼻部の温熱療法，蒸しタオルの活用，入浴などが挙げられる．これは妊娠時期に関係なく副作用のない，とても安全な対応法である.

しかし，実臨床では症状が妊娠への影響をはるかに上回り，止むを得ず薬物治療を行わざるを得ないと判断される場合も度々遭遇し悩まされる．妊娠 3 週末までに薬物投与があると，未着床や流産に至り受精卵が消失，または完全に修復されて健常児となって生まれることもある[9]．妊娠 2 ヶ月目は重要臓器の発生・分化の重要時期であり，胎児催奇形性の点で最も敏感な時期であり，この時期が終わるまでは原則的に薬物治療は避けることが望ましい[9]．妊娠 3〜4 ヶ月目は重要臓器完成

表 2. 妊婦へのアレルギー性鼻炎用薬剤の投与リスク
（ステロイド，ケミカルメディエーター遊離抑制薬，抗ヒスタミン薬）

鼻噴霧用薬一般名	鼻噴霧用薬商品名	オーストラリア基準 （表 3 参照）	FDA 基準 （表 4 参照）
フルチカゾンプロピオン酸エステル	フルナーゼ®	B3	C
ベクロメタゾンプロピオン酸エステル	リノコート®	B3	C
デキサメタゾンシペシル酸エステル	エリザス®		
フルチカゾンフランカルボン酸エステル	アラミスト®	B3	C
モメタゾンフランカルボン酸エステル	ナゾネックス®	B3	C
クロモグリク酸ナトリウム	インタール®		B
アンレキサノクス	ソルファ®		B
フマル酸ケトチフェン	ザジテン®		C

表 3. オーストラリア医薬品評価委員会の分類基準

カテゴリー	評価基準
A	多数の妊婦および妊娠可能年齢の女性に使用されてきた薬剤だが，それによって奇形の頻度や胎児に対する直接・間接的有害作用の頻度が増大するといういかなる根拠も観察されていない．
B1	妊婦および妊娠可能年齢の女性への使用経験はまだ限られているが，この薬剤による奇形やヒト胎児への直接・間接的有害作用の発生頻度増加は観察されていない．動物を用いた研究では，胎仔への障害の発生が増加したという根拠は示されていない．
B2	妊婦および妊娠可能年齢の女性への使用経験はまだ限られているが，この薬剤による奇形やヒト胎児への直接・間接的有害作用の発生頻度増加は観察されていない．動物を用いた研究は不十分または欠如しているが，入手し得るデータは胎仔への障害の発生が増加したという証拠は示されていない．
B3	妊婦および妊娠可能年齢の女性への使用経験はまだ限られているが，この薬剤による奇形やヒト胎児への直接・間接的有害作用の発生頻度増加は観察されていない．動物を用いた研究では，胎仔への障害の発生が増えるという証拠が得られている．しかし，このことがヒトに関してもつ意義ははっきりしていない．
C	その薬理効果によって，胎児や新生児に有害作用を引き起こし，または，有害作用を引き起こすことが疑われる薬剤だが，奇形を引き起こすことはない．これらの効果は可逆的なこともある．
D	ヒト胎児の奇形や不可逆的な障害頻度の発生を増す．または，増すと疑われる，またはその原因と推測される薬剤．これらの薬剤にはまた，有害な薬理作用があるかもしれない．
X	胎児に永久的な障害を引き起こすリスクの高い薬剤であり，妊娠中あるいは妊娠の可能性がある場合は使用すべきではない．

（文献 9 より一部改変）

表 4. 米国 FDA　Pregnancy Category Definitions

カテゴリー	評価基準
A	ヒト妊婦に関する妊娠初期 3 ヶ月間三半期の対照比較研究で，胎児への危険性は証明されず，胎児への障害の可能性は薄いもの．
B	動物を用いた研究では胎仔への危険性は否定されている．しかしながら，ヒト妊婦に関する対照比較研究は実施されていないもの．あるいは動物を用いた研究で有害作用が証明されているが，ヒト妊婦の対照比較研究では実証されなかったもの．あるいは，動物の知見にもかかわらず妊娠期間中に使用した場合の胎児への障害の可能性は薄いと考えられるもの．
C	動物を用いた研究では薬物に催奇形性，または胎仔致死作用が証明されており，ヒト妊婦での対照比較研究は実施されていないもの．あるいは，ヒト妊婦，動物ともに研究が入手できないもの．
D	ヒト胎児に対する危険性の明確な根拠が存在するが，特定の状況では危険であっても使用が容認できるもの．
X	動物またはヒトでの研究で胎児異常が証明されている場合，あるいはヒトでの使用経験上胎児への危険性の証拠がある場合，またはその両方の場合で，起こり得るどのような利益よりも明らかに危険が大きいもの．ここに分類される薬剤は，妊婦または妊娠する可能性のある婦人には禁忌である．

（文献 9 より一部改変）

後であるが，性器の分化や口蓋閉鎖などが継続中であり，注意を要する．さらに妊娠5ヶ月以降は奇形などの形態異常は起こらないが，胎児毒性が問題となる[9]．このため妊娠5ヶ月以降でどうしても薬物投与が必要な場合は，鼻噴霧用薬剤（ステロイド，ケミカルメディエーター遊離抑制薬，抗ヒスタミン薬）の局所投与を少量で行うのが望ましい．表2に妊婦への鼻噴霧用治療薬（ステロイド，ケミカルメディエーター遊離抑制薬，抗ヒスタミン薬）投与におけるリスクについて，表3のオーストラリア医薬品評価委員会の分類基準，そして表4に米国FDA Pregnancy Category Definitionsの基準をまとめた．

鼻噴霧用ステロイド薬の副作用

以下に本邦で現在使用されている5種類の鼻噴霧用ステロイド薬の副作用について，各々の添付文書から抜粋して記載する．

1．ベクロメタゾンプロピオン酸エステル（リノコート®）

1）重大な副作用：外国において，眼圧亢進，緑内障の報告あり

2）その他の副作用

	頻度不明	0.1～5%未満
過敏症	蕁麻疹などの発疹，紅斑，瘙痒，浮腫など	
鼻腔	感染	鼻内刺激感・異物感，鼻閉感，嗅覚異常
精神神経系		頭痛・頭重，耳閉感
口腔ならびに呼吸器		咽頭乾燥感
内分泌		血清コルチゾール値上昇
その他	鼻中隔穿孔	

2．デキサメタゾンシペシル酸エステル（エリザス®）

1）重大な副作用：アナフィラキシー（呼吸困難，全身紅斑，血管浮腫，蕁麻疹など）

2）その他の副作用

	1～5%未満	1%未満
鼻腔		鼻部不快感
口腔ならびに呼吸器		咽頭不快感
肝臓	ALT（GPT）上昇	AST（GOT）上昇，総ビリルビン上昇，直接ビリルビン上昇
血液		白血球増加・減少，好中球減少
その他		トリグリセリド上昇

3．モメタゾンフランカルボン酸エステル水和物（ナゾネックス®）

1）重大な副作用：アナフィラキシー（呼吸困難，全身紅斑，血管浮腫，蕁麻疹など）

2）その他の副作用

	1～5%未満	1%未満	頻度不明
過敏症		蕁麻疹などの発疹	
鼻腔	鼻症状（刺激感，瘙痒感，乾燥感，疼痛，発赤，不快感など），真菌検査陽性	鼻出血，鼻漏，くしゃみ，嗅覚障害	鼻中隔穿孔，鼻潰瘍，鼻症状（灼熱感）
口腔ならびに呼吸器	咽喉頭症状（刺激感，疼痛，不快感，乾燥など）	咳嗽，上気道炎	
肝臓		ALT（GPT）上昇，AST（GOT）上昇，ALP上昇，ビリルビン上昇，ウロビリン尿	
血液		好中球増多，好酸球増多，単球増多，白血球減少・増多，白血球分画異常，血小板減少，赤血球減少，ヘモグロビン減少，カリウム上昇，ヘマトクリット減少，リンパ球減少	
精神神経系		頭痛，倦怠感	
眼			眼圧亢進，霧視，中心性漿液性網脈絡膜症
その他	コルチゾール現症	蛋白尿，尿糖，BUN上昇，コルチゾール上昇	味覚障害

4．フルチカゾンプロピオン酸エステル（フルナーゼ®）

1）重大な副作用：アナフィラキシー（呼吸困難，全身紅斑，血管浮腫，蕁麻疹など）

2）その他の副作用

	0.1〜1%未満	0.1%未満	頻度不明
過敏症			発疹，浮腫
鼻腔	鼻症状（刺激感，疼痛，乾燥感），鼻出血，不快臭		鼻中隔穿孔，鼻潰瘍
口腔ならびに呼吸器		咽喉頭症状（刺激感，乾燥感）不快な味	
精神神経系		頭痛	振戦，睡眠障害
その他			眼圧上昇

5．フルチカゾンフランカルボン酸エステル（アラミスト®）

1）重大な副作用：アナフィラキシー（呼吸困難，全身紅斑，血管浮腫，蕁麻疹など）

2）その他の副作用

	0.3%未満	頻度不明
過敏症	発疹	血管浮腫，蕁麻疹
鼻腔	鼻出血，鼻症状（刺激感，疼痛，乾燥感）	鼻潰瘍，鼻中隔穿孔
精神神経系		頭痛，睡眠障害
その他	血中コルチゾール減少，白血球増加	眼圧上昇

フルチカゾンフランカルボン酸エステル（アラミスト®）は添付文書に記載されている副作用は非常に少ないため2歳以上から使用できる薬物として理解できる．しかし，フルチカゾン点鼻薬（フルナーゼ®，アラミスト®）は肝チトクローム P-450 3A4（CYP3A4）で代謝される．このため，フルチカゾン点鼻薬と HIV 治療薬（CYP3A4 阻害作用薬：リトナビル® など）を併用すると，副腎皮質ステロイドを全身投与した場合と同様の症状が出現する可能性があると添付文書に記載されている．Foisy らは，リトナビル® とコルチコステロイドの併用は，リトナビル® の CYP3A4 を強力に阻害す

る効果によりフルチカゾンの薬物濃度時間曲線下面積（area under the blood concentration time curve：AUC）が約350倍に上昇すると報告している[10]．2016 年，関谷は 9 年前にスクリーニング検査で HIV 感染症と診断，その 4 年後からリトナビル® 治療開始，さらにその 4 年後から花粉症治療のためフルチカゾン点鼻薬を処方され，点鼻薬開始から約 1 年後に満月様顔貌，24 kg の体重増加を認めた 40 代男性の症例を報告している[11]．この患者は前述の通りリトナビル® とフルチカゾン点鼻薬との併用による医原性 Cushing 症候群を発症した．本邦では年々花粉症をはじめとするアレルギー性鼻炎患者が増加している．また，本邦でも HIV 感染者も少しずつ増えていると報告されており，今後このような患者に遭遇する機会はそう珍しいことではないと思われるので，頭の片隅にでも入れておくべき点であると思われる．

鼻噴霧用血管収縮薬

鼻噴霧用ステロイド薬でも鼻閉の改善が認められないときに血管収縮薬（硝酸ナファゾリン，塩酸オキシメタゾリン，塩酸トラマゾリン，硝酸テトラヒドロゾリンなど）を使用する場合がある．これらは鼻粘膜の血管平滑筋の α 受容体に作用し，血管を収縮させることで鼻粘膜の充血やうっ血により生じた鼻粘膜腫脹を軽快させるため，鼻閉に対して効果が非常に高く，患者はいったんこの薬の効果を認識すると，継続使用を希望することが多い．しかし，本剤は長期使用することにより薬剤性鼻炎を引き起こすことが以前より指摘されており，同様の症状で治療を受ける患者は多い．

飯沼は，鼻噴霧用血管収縮薬の乱用に関する明確な基準はないが，本剤を概ね 2 週間以上連続的に使用し，1 日 5〜6 回以上使用，1〜2 週間で 10〜20 ml 以上使用するようであれば乱用と考えてよいと報告している[12]．

この他に薬剤性鼻炎の原因となる薬物として，フェノチアジン系，ブチロフェノン系，レセルピンなどの向精神薬，チアジド系利尿薬，ラウオル

フィア系，α遮断薬などの降圧薬，塩酸ピロヘプチド，塩酸マザチコールなどの抗パーキンソン薬などが挙げられる．

鼻噴霧用血管収縮薬の長期連用による薬剤性鼻炎（高度鼻閉をきたす）の治療は，この薬物使用を中止し，鼻噴霧用ステロイド薬への切り替えが必要である．また，患者への使用法についての指導が非常に重要である．使用期間は1週間程度（長くても10日間）にとどめることを事前に患者に十分説明する必要がある．

まとめ

耳鼻咽喉科領域ではアレルギー性鼻炎（季節性・通年性），血管運動性鼻炎は年々増加傾向にあり，さらに低年齢化している．このため鼻噴霧用剤を使用する機会は非常に多い．一般にこれらは副作用が少なく，小児や時には妊婦にも使用可能である．アレルギー性鼻炎の診断と治療は耳鼻咽喉科医師にとっては非常に多く遭遇する疾患であり，診断も容易であるため短時間の診療で済ませがちである．しかし，副作用は少ないにもかかわらず，必ず存在するため，それぞれの薬物の性質と副作用などを把握し，患者の状態，既往歴など十分な問診を行い，できるだけ多くの情報を獲得し，その患者にとって最も適した鼻噴霧用剤を選択する必要がある．

文 献

1) 柳 清：アレルギー性鼻炎における点鼻薬の使い分け．治療，**94**（11）：1832-1837，2012．
2) 坂野昌志，佐野元基：吸入剤と点鼻薬の製剤学的特徴．BRAIN MEDICAL，**26**（2）：33-36，2014-6．
3) 大久保公裕，黒野祐一，市村恵一ほか：第5章治療：47-48，鼻アレルギー診療ガイドライン2016年版．ライフ・サイエンス，2015．
4) Lipworth, BJ, Jackson CM：Safety of inhaled corticosteroids：lessons for the new millennium. Drug Saf, **23**（1）：11-33, 2000.

Summary 新しい鼻噴霧用ステロイド薬は作用部位に対して高濃度の薬剤を投与できるようになっており，低い全身 bioavailability を達成しているため，全身的な副作用を引き起こすリスクは最小限に抑えられている．

5) Wallace DV, Dykewicz MS, Oppenheimer J, et al：Pharmacologic treatment of seasonal allergic rhinitis：synopsis of guidance from the 2017 joint task force on practice parameters. Ann Intern Med, **167**（12）：876-881, 2017.
6) Hamano N, Terada N, Maesako K, et al：Effect of female hormones on the productions of IL-4 and IL-13 from peripheral blood mononuclear cells. Acta Otolaryngol, **537**：27-31, 1998.
7) Hamano N, Terada N, Maesako K, et al：Effect of sex hormones on eosinophilic inflammation in nasal mucosa. Allergy Asthma Proc, **19**：263-269, 1998.
8) Konno A, Terada N, Okamoto Y：Effect of female hormons on the muscarinic and α_1 aderenergic receptors of the nasal mucosa. OLR, **48**：45-51, 1986.

Summary 妊娠モルモットとエストロゲン・プロゲステロン大量投与のモルモットの鼻粘膜を用いた検討．女性ホルモンにより α_1 アドレナリン受容体の減少，コリン受容体の増加などが認められ，自律神経の変化について報告．

9) 米倉修二，岡本美孝：妊娠とアレルギー性鼻炎．アレルギー，**63**（5）：661-668，2014．
10) Foisy MM, Yakiwchuk EM, Chiu I, et al：Adrenal suppression and Cushing's syndrome secondary to an interaction between ritonavir and fluticasone：a review of the literature. HIV Med, **9**（6）：389-396, 2008.

Summary リトナビル® とコルチコステロイドの併用は，リトナビル® のCYP3A4に対する強力な阻害効果により，フルチカゾンのAUCが通常の約350倍に上昇するため，これらの併用により全身がステロイド過剰状態になり，結果として医原性 Cushing 症候群をきたす．

11) 関谷綾子：フルチカゾン点鼻薬とリトナビル併用により医原性クッシング症候群を来した1例．HIV 感染症と AIDS の治療，**7**（1）：47-50，2016．
12) 飯沼壽孝：点鼻薬と鼻閉．埼玉県医学雑誌，**31**：435-439，1996．

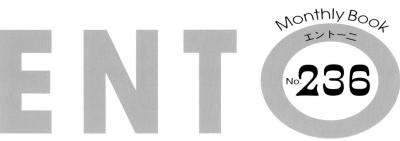
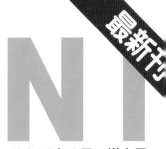

Monthly Book
エントーニ
No.**236**

2019年9月　増大号
174頁　定価（本体価格 4,800 円＋税）

早わかり！
耳鼻咽喉科診療ガイドライン，手引き・マニュアル—私の活用法—

編集企画　順天堂大学名誉教授　**市川銀一郎**

すでに精読した先生方は内容を再確認するため、またこれから読もうとする先生方にはまずその概略を知っていただくために、各分野に造詣の深い先生方に解説いただき、私の利用法も掲載！！

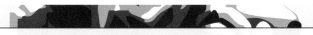

☆ CONTENTS ☆

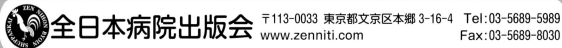

全日本病院出版会　〒113-0033 東京都文京区本郷 3-16-4　Tel：03-5689-5989
www.zenniti.com　Fax：03-5689-8030

MB ENT. 240：61-64, 2020

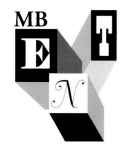

◆特集・知っておくべき耳鼻咽喉科領域における医薬品副作用

点耳薬

内田育恵*

Abstract 点耳や耳浴は，外耳，中耳の炎症性疾患に対する局所療法で，薬剤が直接病変に到達し，局所で高濃度となることにより，速やかな消炎効果が期待できる．点耳・耳浴法は，血清中への移行がほとんどなく，常用内服薬との相互作用や薬物代謝にかかわる有害事象に配慮する必要がなく，耳鼻咽喉科医にとって有用な治療選択肢である．

全身投与に比べ副作用の出現は少ないといえるが，治療法として簡便なため，頻回使用や長期化の懸念がある．点耳薬の副作用としては，内耳毒性や，抗菌点耳薬における耐性菌の出現や菌交代現象，ステロイド含有点耳薬では副腎皮質機能抑制や局所免疫低下による真菌や細菌感染の増悪などの弊害に注意が必要である．本稿では代表的な点耳薬の副作用について概説した．

Key words 点耳薬（ear drops），副作用（side effect），内耳毒性（inner ear toxicity），菌交代現象（microbial substitution），副腎皮質機能抑制（adrenocortical suppression）

はじめに

点耳や耳浴は，耳鼻咽喉科領域特有の局所療法である．外耳，中耳の炎症性疾患に対し，薬剤が直接病変に到達し，局所で高濃度となることにより，速やかな消炎効果が期待できる．

点耳，耳浴は，一般に次のように行う．① 冷たい点耳薬をそのまま耳内に滴下するとめまいを起こすことがあるため，点耳薬容器を握って，薬液を体温程度に温める．② 患側耳を上にした側臥位になり，耳介を後方に引きながら，点耳薬容器先端が直接皮膚に触れないように薬液を滴下する，③ 滴下後に耳介を後上方へ引きながら揺らすようにすると外耳道内の空気が置換され，より深部まで到達する．④ 点耳の場合，1回に2～3滴を滴下して3～5分程度そのままの姿勢を保ち，耳浴の場合は，点耳より多い量の薬液（10滴程度）を滴下し，そのまま10分程度安静にして局所に作用させる，⑤ 終了時にはガーゼやティッシュペーパーな

どを患側耳にあてて起き上がり，患側を下にして薬液を排出させる．

点耳薬を用いて治療する疾患は，外耳炎，外耳道湿疹，外耳道真菌症，耳垢栓塞などの外耳道疾患および急性中耳炎，慢性中耳炎急性増悪などが挙げられる．点耳・耳浴法は，血清中への移行がほとんどなく，全身投与に比べ副作用の出現は少ないといえる．併存疾患や常用薬が多いケース，妊娠中や高齢者に対しても有益性があり，抗菌作用で用いる場合は，病巣以外の細菌叢に影響を与えないという利点もある．一方，高度の炎症を起こしているときには，外耳道皮膚，鼓膜や中耳粘膜（鼓膜穿孔やチューブ留置例）に対する薬物の直接的な影響により，局所刺激に由来する疼痛や炎症の増悪に注意する必要がある．また，治療法として簡便なため，頻回使用や長期化の懸念があり，内耳毒性，菌交代現象などの弊害に注意が必要である．表1に現在使用可能な代表的薬剤を示す．本稿では，点耳，耳浴に用いられる薬剤の副

* Uchida Yasue，〒480-1195 愛知県長久手市岩作雁又1-1 愛知医科大学耳鼻咽喉科，准教授

表 1. 代表的な点耳薬(後発品名は省略)

主成分　一般名		商品名
抗菌薬	セフメノキシム塩酸塩(セフェム系)	ベストロン® 耳鼻科用 1%
	オフロキサシン(ニューキノロン系)	タリビッド® 耳科用液 0.3%
	ロメフロキサシン塩酸塩(ニューキノロン系)	ロメフロン® 耳科用液 0.3%
	ホスホマイシンナトリウム(ホスホマイシン系)	ホスミシン S® 耳科用 3%
	クロラムフェニコール(クロラムフェニコール系)	クロロマイセチン®
副腎皮質ステロイド	ベタメタゾンリン酸エステルナトリウム	リンデロン® 点眼・点耳・点鼻液 0.1%
	デキサメタゾンリン酸エステルナトリウム	オルガドロン® 点眼・点耳・点鼻液 0.1%
	デキサメタゾンメタスルホ安息香酸エステルナトリウム	ビジュアリン® 眼科耳鼻科用液 0.1% コンドロンデキサ® 点眼・点耳・点鼻液 0.1%
その他	13%酢酸アルミニウム溶液	ブロー液
	ジオクチルソジウムスルホサクシネート	ジオクチルソジウム スルホサクシネート 耳科用液 5%「CEO」

作用について概説する.

内耳毒性

　点耳薬の副作用のうち, 最も懸念されるのは薬剤性の聴覚障害である. 聴器毒性のある薬剤成分が, 内耳に移行して不可逆性の感音難聴を起こすことが知られており, その代表としてアミノグリコシド系抗菌薬が挙げられる. 点耳や耳浴は, 鼓膜穿孔がある場合や鼓膜換気チューブ留置中の例では, 中耳内への薬液到達が可能で治療法として有効であるが, 正円窓および卵円窓を介して内耳へも到達可能であり, 特に正円窓膜は薬剤透過性を有するため, 内耳障害をきたす恐れがある.

　耳漏が多いケースにおいて, 鼓膜穿孔があるかどうかを観察することは重要で, 外耳道, 鼓膜を丁寧に清掃し, 顕微鏡や内視鏡による確認を行う. 肉芽性鼓膜炎では17%に穿孔が存在するとの報告もあり[1], 明らかな穿孔がみられない場合でも微小な穿孔がある可能性を考え内耳毒性のある薬剤を使用するべきではない.

　ベタメタゾンリン酸エステルナトリウムとフラジオマイシン硫酸塩液の合剤である, 旧販売名『眼・耳科用リンデロン A 液』は 1966 年 2 月に発売されたが, アミノグリコシド系抗菌薬の中でもフラジオマイシンは極めて強い腎毒性, 聴器毒性を有し, 難聴を発症する報告が相次いだため,

2002 年に中耳炎または鼓膜穿孔のある患者には使用禁忌となり, 効能・効果から中耳炎が削除された[2]. 2005 年には販売名が『点眼・点鼻用リンデロン A 液』に変更され耳疾患への適応はないが, 現在も販売されているので注意が必要である. アミノグリコシド系抗菌薬による難聴の17〜30%にミトコンドリア遺伝子 A1555G 変異が認められるとされており[3], この変異を有する場合はアミノグリコシド系抗菌薬への感受性が高く, 少量投与あるいは少ない投与回数でも難聴をきたす.

　クロラムフェニコールも古くから用いられてきた点耳薬であるが, 添付文書によると,「本剤は使用成績調査等の副作用発現頻度が明確となる調査を実施していない」と記載され, 副作用について不明のところが多い. 実験動物への鼓室内投与により聴器毒性が報告されており[4], 使用される機会は少ない.

　ブロー液は, 19 世紀にドイツ人の Kahl Augusut von Burow により耳用局所薬として考案された 13%酢酸アルミニウム溶液で, 殺菌作用や収斂作用をもつ. 耐性獲得がなく, メチシリン耐性黄色ブドウ球菌(MRSA)を含む抗菌薬耐性菌にも有効である[5]. ブロー液の聴器毒性については, 十分明らかにはなっていないが, 実験動物において, ブロー液を正円窓膜に投与すると組織学的に基底回転より外有毛細胞の障害が認められたとい

う報告[6]や，蝸牛複合電位によりブロー液投与直後より高音域の聴力障害が認められ，低音域に進行することなどが報告されている[7]．ブロー液は刺激性があり，ときとして疼痛の訴えもあるため，疼痛が少なくそれほど効果の劣らない4倍希釈液からの使用が推奨されている．また，安全性のため，点耳，耳浴で使用した後に生理食塩水で洗浄するか，吸引などにて十分清掃除去することが勧められる．

耳垢が固く除去困難なときには耳垢水またはジオクチルソジウムスルホサクシネート耳科用液5%「CEO」を用いて耳浴し，耳垢を軟化させる．添付文書による副作用は，承認時までの健康成人20例を対象にした臨床試験において，皮膚刺激1例（5%）が報告されているものの，「本剤の効能・効果における使用成績調査等の副作用発現頻度が明確となる調査を実施していない」との記載があり，内耳への影響は未知である．鼓膜穿孔が疑われる場合には使用を避けたほうがよく，また皮膚への刺激性があるため耳垢除去時，生理食塩水などで洗浄して十分に取り除くよう心掛ける．

抗菌点耳薬による菌交代現象

慢性中耳炎患者では，耳漏の反復などにより，耳漏が多くない状態でも予防的に抗菌点耳薬を漫然と使用してしまう例もみられ，菌交代症，耐性菌の出現を招く可能性がある．添付文書によると菌交代症の出現頻度は，ベストロン[®]耳鼻科用は0.1%，タリビッド[®]耳科用液は0.1%，ロメフロン[®]耳科用液は0.21%，ホスミシンS[®]耳科用は0.25%であった．

中耳炎の遷延や薬剤耐性菌の誘導を防ぐために，中耳腔局所の殺菌および起炎菌の処理に留意が必要である．細菌の増殖曲線から考えて，抗菌薬による殺菌作用を効果的に発現させるためには，外耳道あるいは中耳の分泌物，貯留液を十分に除去し，頻回の耳洗浄により菌量を減らしたうえで，抗菌点耳薬を作用させることが最も重要である[8]．鼓膜穿孔例や鼓膜換気チューブ留置中の

例では，抗菌点耳薬が中耳内に効率よく到達した場合，中耳内抗菌薬濃度は血清濃度の700〜1,000倍となることから，高い殺菌効果が期待でき有効な治療法になる[8]．

鈴木らは，セフメノキシム塩酸塩，ホスホマイシンナトリウム，オフロキサシン，3剤の抗菌点耳薬の有効性や連用による弊害の可能性について報告している[9]．2週間の点耳薬使用後に5.7〜7%に真菌が検出されたことを報告し，外来における同一の点耳薬連続投与は2週間を目安として，菌交代が起こっていないかどうか2週間目には時期を逸することなく細菌検査を行い，漫然とした連続使用は厳に慎むべきであるとしている．

ステロイド含有点耳薬による副腎皮質機能抑制や感染の悪化

ステロイド含有点耳薬は，外耳，耳管を含む中耳の炎症性，アレルギー性の外耳炎，中耳炎に用いられる．腫脹の著しい外耳道炎や肉芽性鼓膜炎，鼓膜穿孔を伴い鼓室粘膜に浮腫や肉芽を認める中耳炎，好酸球性中耳炎などに，適宜，抗菌薬を併せて使用する．

ステロイド含有点耳薬の連用による副作用として，副腎皮質機能抑制や，局所免疫低下による真菌や細菌感染の増悪の可能性が指摘されている[10]．飯塚らによれば，リンデロン[®]液（ベタメタゾンリン酸エステルナトリウム）を点耳する前と点耳2時間後の，内因性ハイドロコーチゾンの変化を比較したところ，鼓膜穿孔あり群では，鼓膜穿孔なし群に比べて，有意な内因性ハイドロコーチゾンの低下がみられ，点耳による副腎皮質機能抑制効果が認められた．

ステロイドはサイトカインの分泌を抑制し，免疫能や生体防御機能を低下させるため，感染症の誘発や悪化の可能性がある．リンデロン[®]液添付文書によると，耳に結核性またはウイルス性疾患のある患者では，これらの疾患が増悪する恐れがあるため，原則禁忌とされている．ステロイド含有点耳薬は一度に大量に点耳せず，少量でも長期

連用は避けるべきである.

点耳・耳浴法，その他の留意点

耳漏に対する抗菌点耳薬の使用について，古田らは，中耳結核における診断遅延について注意喚起している[11]．ニューキノロン系抗菌薬に対して，結核菌はある程度の薬剤感受性を示すために耳漏が減少することがあり，確定診断のための結核菌塗抹培養検査や polymerase chain reaction（PCR）法に提出する耳漏検体量が不足し精度低下や診断を困難にすることがあると指摘している.

おわりに

点耳薬は内服薬や注射薬に比較すると安価で簡便に使用でき，常用薬との相互作用や薬物代謝にかかわる有害事象に配慮する必要もなく，耳鼻咽喉科医にとって有用な治療選択肢である．解剖学的に中耳腔は骨壁に囲まれており，経口投与では薬物移行が不良で，組織中，粘膜表面の十分な薬剤濃度が得られにくいという特徴を持つため，点耳による局所治療をうまく活用することが重要である．ただ内耳への安全性が十分検証されていない薬剤も多いため，使用に際しては丁寧な局所観察と，難聴，耳鳴などの出現に注意して用いることが肝要である.

文　献

1）林　明俊，安達裕一郎，笠野藤彦：肉芽性鼓膜炎の臨床的検討．耳鼻と臨床，**33**：14-18, 1987.
2）伊藤真人，三輪高喜，古川　傹：リンデロン A 点耳後に両耳難聴が進行し人工内耳埋込術を施行した症例．Otology Japan, **13**：340, 2003.
3）佐藤宏昭：12. 薬剤性難聴．小川　郁（編）：224-230，よくわかる聴覚障害—難聴と耳鳴のすべて．永井書店，2010.
4）動物用医薬品評価書　クロラムフェニコール　2014 年 3 月　食品安全委員会（https://www.mhlw.go.jp/file/05-Shingikai-11121000-Iyakushokuhinkyoku-Soumuka/0000053107.pdf）
5）山野貴史，菅村真由美，樋口仁美ほか：点耳薬剤の内耳毒性と MRSA に対する殺菌効果に対する実験的研究　ブロー液，ポビドンヨード，強酸酸水の比較．耳鼻と臨床，**59**：162-166, 2013.

Summary　耳毒性との関連が報告された薬剤は 100 種類以上あるが，そのうち代表的薬剤として，アミノ配糖体系抗菌薬，グリコペプチド系抗菌薬，マクロライド系抗菌薬，ループ利尿薬，サリチル酸系製剤，白金製剤，インターフェロン，キニン，キレート薬について概説されている.

6）Suzuki M, Kashio A, Sakamoto T, et al：Effect of Burow's solution on the guinea pig inner ear. Ann Otol Rhinol Laryngol, **119**：495-500, 2010.
7）Sugamura M, Yamano T, Higuchi H, et al：Ototoxicity of Burow solution on the guinea pig cochlea. Am J Otolaryngol, **33**：595-599, 2012.
8）保富宗城：局所投与治療の理論と実践　細菌感染症に対する抗菌薬の全身・局所投与．日耳鼻，**120**：877-879, 2017.

Summary　抗菌薬治療について，全身投与では PK/PD 理論（薬物動態/薬力学）に基づく適正使用を，また局所投与についてはドラッグデリバリーシステムを応用した治療法として点耳薬使用のコツが述べられている．抗菌薬の全身投与および局所投与両者を有効に活用することが重要である.

9）鈴木賢二，馬場駿吉：外来における抗菌点耳療法．耳鼻臨床，**88**：703-705, 1995.
10）飯塚啓介，増田成夫，野村恭也：ステロイド点耳後の体内動態について．日耳鼻，**85**：1573-1577, 1982.
11）古田厚子，小林一女：耳鼻咽喉科で主に用いられる治療薬とその使い方　点耳薬．JOHNS, **31**：1160-1163, 2015.

MB ENT, 240：65-71, 2020

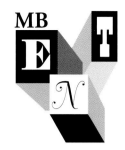

◆特集・知っておくべき耳鼻咽喉科領域における医薬品副作用

軟膏，クリームなどの塗布薬

田中義人[*1]　岩田洋平[*2]

Abstract　頭頸部領域の皮膚は，紫外線，化粧品，ピアスやネックレスの金属など様々な外的刺激の影響を受けて皮膚疾患が生じやすい部位である．一方，外用薬の経皮吸収率が高く副作用が出現しやすいため，適切な外用薬を選択することが必要である．すなわち，治療目的に応じた主剤の選択だけではなく，皮膚病変の性状に対する基剤選択も重要となる．ステロイド外用薬による毛細血管拡張，皮膚萎縮，ステロイド痤瘡など局所の副作用や，非ステロイド外用薬による接触皮膚炎など，外用薬による副作用を経験することもあるため注意が必要である．また，外用治療に難治の場合，皮膚感染症や皮膚悪性腫瘍など他疾患の可能性を考慮し，皮膚科受診を勧めることも重要である．

Key words　ステロイド系抗炎症外用薬(steroidal anti-inflammatory topical medicaments)，非ステロイド系抗炎症外用薬(nonsteroidal anti-inflammatory topical medicaments)，副作用(side effect)，経皮吸収(transepidermal absorption)，接触皮膚炎(contact dermatitis)，皮膚悪性腫瘍(skin cancer)

はじめに

　皮膚は人体で最大の面積，重量を要する臓器である．体内と外界の環境を隔て，紫外線，細菌やウイルスなどの侵入から人体を防御し，体温を調整するなど人体の恒常性を維持する重要な役割を担っている[1]．特に，頭頸部領域の皮膚は，紫外線，化粧品，ピアスやネックレスなどの金属，プラスチック，アロマオイルや線香など種々の外的刺激の影響を受けて皮膚病変が生じやすく，また整容的に目立ちやすい部位であるため患者が皮膚科以外の診療科を受診される場合も多い．本稿では外用薬の基本，代表的な外用薬であるステロイド系抗炎症外用薬(ステロイド外用薬)と非ステロイド系抗炎症外用薬(非ステロイド外用薬)の使用方法・注意すべき副作用，頭頸部領域の注意すべき皮膚疾患などについて解説する．

外用薬の基本

　外用薬は，主に主剤と基剤によって構成されている．主剤とは，その外用薬の薬効成分のことであり，ステロイドや抗真菌薬，抗菌薬などが含まれる．一方，基剤とは外用薬の内部で主剤を保持し，皮膚浸透性や吸収性に影響を与える成分のことであり，外用薬の全構成成分のうち90％以上を占めている[2)~4)]．

剤型の種類

　外用薬に含有される基剤の種類により，軟膏，クリーム，ローション，スプレー，テープ剤などの剤型に分類される．外用薬の主剤が同一の場合でも剤型により治療効果は大きく異なる．使用頻度が高い軟膏，クリーム，ローションについて解説する(表1)[5]．

[*1] Tanaka Yoshihito, 〒470-1192 愛知県豊明市沓掛町田楽ヶ窪1-98　藤田医科大学医学部皮膚科学, 博士課程
[*2] Iwata Yohei, 同, 准教授

表 1. 各基剤の特徴

基剤	適応病変	長所	短所
軟膏	びらん・潰瘍を含むあらゆる病変	効果が確実 安全性が高い	べたつく てかてか光る
クリーム	一般にびらん・潰瘍には用いない	べたつかない 水で洗い流せる	刺激性がある 乾燥性がある
ローション・ゲル	被髪頭部など有毛部の病変	発汗時でも使用感が良い	刺激性がある
スプレー剤* 　外用エアゾール剤 　ポンプスプレー剤	広範囲の病変	伸びが良い	刺激性がある
テープ剤	肥厚性・亀裂性の病変	効果が強力（ODT） 皮膚への直接的な掻破刺激を避けられる	テープを切り貼りすることが煩雑

*近年はポンプスプレー剤が主流となってきている
ODT：occlusive dressing technique

（文献 5 より引用，一部改変）

1．軟　膏

軟膏とは，油脂性の基剤（主に白色ワセリン）を含む外用薬のことである．皮膚の保護効果や保湿効果に優れるため乾燥性の皮膚疾患に対して使用される．刺激性が少なく，びらんや潰瘍などの湿潤性の皮膚疾患に対しても使用できるという利点がある．効果と安全性に優れた外用薬であるが，患者が皮膚のべたつき感を不快に感じて外用を自己中断してしまう場合もあるのでコンプライアンスに留意する必要がある[2)～4)]．

2．クリーム

クリームとは，水溶性成分と油溶性成分を界面活性剤で乳化させた基剤を含む外用薬のことである．クリームは，さらに水中油型（oil in water：O/W，バニシングクリーム）と油中水型（water in oil：W/O，コールドクリーム）に分類される．特に，水中油型はべたつきが少なく，使用感に優れるため，油中水型よりも頻用される．クリームは皮膚浸透性に優れ，主剤の経皮吸収率も高いという特徴があるが，刺激性が強いためびらんや潰瘍などの浸潤性の皮膚疾患に対する使用は控える．また，界面活性剤や添加物を多く含有しているため，接触皮膚炎に注意が必要である[2)～4)]．

3．ローション

ローションは外用薬の伸びや使用感に優れており，主に被髪頭部に使用されることが多い．基剤にエタノールを含有しているため刺激性が強く，びらんや潰瘍などの浸潤性の皮膚疾患に対する使用は控えたほうが望ましい[2)～4)]．

ステロイド外用薬

ステロイド外用薬は，強力な抗炎症作用をもつ合成グルココルチコイドを主剤として含有する外用薬であり，皮膚炎を速やかに改善させることができる．しかし，適切な強さのステロイド外用薬を選択しないと，後述する様々な局所の副作用が出現する危険性がある．ステロイド外用薬について正しく理解し，安全な使用方法に努めることが重要である．

ステロイド系抗炎症外用薬（ステロイド外用薬）の注意点

1．ステロイド外用薬の「強さ」

ステロイド外用薬は，抗炎症作用によってweak, medium, strong, very strong, strongestの5つに分類されている（表2）[6)]．主剤が同じステロイドの成分でも，基剤の種類が異なる場合や後発医薬品の場合などでは，ステロイドの臨床効果が必ずしも一致しない可能性がある[7)]．

2．皮膚の部位別の経皮吸収率の差

ステロイド外用薬の臨床効果は，ステロイド外用薬の「強さ」だけではなく，外用部位の経皮吸収率によっても大きく影響を受ける．経皮吸収率は人体各部位において異なり，前腕屈側の経皮吸収率を1.0とした場合，頭皮は3.5倍，額部は6.0倍，頬部は13.0倍と報告[8)]されている（図1）[3)]．頭

表 2. 主なステロイド外用薬の臨床効果分類

strongest	0.05%　クロベタゾールプロピオン酸エステル(デルモベート®) 0.05%　ジフロラゾン酢酸エステル(ジフラール®, ダイアコート®)
very strong	0.1%　モメタゾンフランカルボン酸エステル(フルメタ®) 0.05%　酪酸プロピオン酸ベタメタゾン(アンテベート®) 0.05%　フルオシノニド(トプシム®) 0.064%　ベタメタゾンジプロピオン酸エステル(リンデロン DP) 0.05%　ジフルプレドナート(マイザー®) 0.1%　アムシノニド(ビスダーム®) 0.1%　吉草酸ジフルコルトロン(テクスメテン®, ネリゾナ®) 0.1%　酪酸プロピオン酸ヒドロコルチゾン(パンデル®)
strong	0.3%　デプロドンプロピオン酸エステル(エクラー®) 0.1%　プロピオン酸デキサメタゾン(メサデルム®) 0.12%　デキサメタゾン吉草酸エステル(ボアラ®, ザルックス®) 0.1%　ハルシノニド(アドコルチン®) 0.12%　ベタメタゾン吉草酸エステル(ベトネベート®, リンデロン V®) 0.025%　フルオシノロンアセトニド(フルコート®)
medium	0.3%　吉草酸酢酸プレドニゾロン(リドメックス®) 0.1%　トリアムシノロンアセトニド(レダコート®) 0.1%　アルクロメタゾンプロピオン酸エステル(アルメタ®) 0.05%　クロベタゾン酪酸エステル(キンダベート®) 0.1%　ヒドロコルチゾン酪酸エステル(ロコイド®) 0.1%　デキサメタゾン(グリメサゾン®, オイラゾン®)
weak	0.5%　プレドニゾロン(プレドニゾロン®)

(文献 6 より引用)

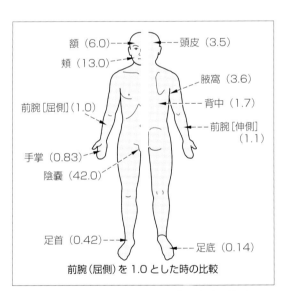

額 (6.0)　　頭皮 (3.5)
頬 (13.0)
腋窩 (3.6)
前腕[屈側](1.0)
背中 (1.7)
前腕[伸側] (1.1)
手掌 (0.83)
陰嚢 (42.0)
足首 (0.42)
足底 (0.14)
前腕(屈側)を 1.0 とした時の比較

図 1. ステロイド外用薬の部位別経皮吸収率
（文献 3 より引用）

頸部領域の皮膚の経皮吸収率は極めて高値であるため，一般的には weak などの弱いステロイド外用薬で十分な臨床効果を期待できる．改善が認められない場合には，患者のコンプライアンスが悪く外用治療が十分にできていない可能性や，診断が異なっている(真菌感染症，ウイルス感染症，皮膚腫瘍，酒皶など)可能性を考慮する．皮膚疾患が改善しないとの理由で，strong 以上のステロイド外用薬を長期間使用すると，局所の副作用が強く出現する危険性がある．

3．ステロイドの副作用

ステロイド外用薬による主な局所の副作用は，毛細血管拡張，皮膚萎縮，ステロイド痤瘡，多毛，創傷治癒遅延，感染症の悪化，緑内障，白内障などが報告されている(表3)[9]．ステロイド外用薬による高血圧，脂質異常症，糖尿病，骨粗鬆症などの全身性の副作用は極めて稀ではあるが，strongest などの強いステロイド外用薬を長期間にわたり広範囲に使用した場合には注意が必要である[10]．

4．小児，高齢者への対応

小児の皮膚は角層の水分保持機能が未熟であり，また高齢者は体内の水分量が少なく，代謝機能も低下するため皮膚が乾燥状態(ドライスキン)となっていることが多い．ドライスキンの皮膚では外用薬の経皮吸収率がさらに上昇するため，小児や高齢者では通常よりも 1 ランク下げた外用薬を使用することが望ましい[4]．

表 3. ステロイド外用薬による局所の副作用

作用機序	症状
1. 細胞増殖ないし，線維新生抑制に基づくもの	毛細血管拡張，皮膚萎縮，皮膚萎縮線条，酒皶様皮膚炎，ステロイド潮紅，多形皮膚萎縮様変化，創傷修復遅延，ステロイド紫斑など
2. ホルモン作用によるもの	ステロイド痤瘡，多毛など
3. 免疫抑制作用によるもの	細菌・真菌・ウイルス感染症の発症，悪化など
4. その他	ステロイド性緑内障，接触皮膚炎など

（文献 9 より引用）

表 4. 非ステロイド抗炎症外用薬のパッチテスト陽性率

非ステロイド抗炎症薬	アトピー性皮膚炎 760 例	非アトピー性皮膚炎 1038 例
5%ブフェキサマク軟膏	2.2%（17 例）	1.4%（14 例）
5%ブフェキサマククリーム	3.4%（26 例）	2.0%（21 例）
5%イブプロフェンピコノール軟膏	3.0%（23 例）	1.9%（20 例）
5%イブプロフェンピコノールクリーム	4.2%（32 例）	2.6%（27 例）
5%ウフェナマート軟膏	0.0%（0 例）	0.2%（2 例）
5%ウフェナマートクリーム	0.1%（1 例）	0.3%（3 例）
1%スプロフェンワセリン	0.8%（6 例）	0.5%（5 例）

（文献 14 より引用）

5．肝・腎機能障害への対応

肝・腎機能障害を合併した患者では，各種代謝能が低下しドライスキンを伴うことが多く，夜間の就眠も障害されるほどの強い瘙痒感を訴えることが多い．そのため，スキンケアや皮膚刺激の回避の患者指導（皮膚の清潔，皮膚の保湿，室内の清潔など）を実施し改善に努めるが，瘙痒感のコントロールが困難な患者に対しては，頭頸部領域でも副作用に注意しつつ強めのステロイド外用薬を使用する場合もある[11]．

非ステロイド系抗炎症外用薬
（非ステロイド外用薬）

非ステロイド系の抗炎症薬（nonsteroidal anti-inflammatory drugs；NSAIDs）を主剤として含有する薬剤の総称である．主にブフェキサマク，ベンダザック，ウフェナマート，イブプロフェンピコノール，スプロフェンの5種類が存在し，各製薬会社から基剤や添加物の成分が異なる様々な種類の非ステロイド外用薬が商品化されている[12]．

1．有用性

ステロイドを含有していないため，ステロイドの局所の副作用がない点が最大の特徴である．小児やアトピー性皮膚炎の顔面の病変などに対して使用されることが多い．しかし，ステロイド外用薬と比較すると抗炎症作用は非常に弱い[13]．

2．副作用

非ステロイド外用薬は，接触皮膚炎の合併率が高い[12]ため，外用治療中は常に念頭におく必要がある．特にアトピー性皮膚炎の患者では皮膚のバリア機能が低下しており，長期間の外用治療を要するため非アトピー性皮膚炎患者と比較して接触皮膚炎の合併が高率になる（表4）[14]．

頭頸部領域の注意すべき皮膚疾患

1．接触皮膚炎（図2）

頭頸部領域の皮膚は，化粧品，ピアス，メガネなどの金属，プラスチック，アロマオイルや線香，イヤホンのシリコンゴムなど様々な外的刺激を受けるため接触皮膚炎が生じることが多い．ステロイド外用治療で一時的に皮膚症状は改善するが，原因となる物質を除去しない限り再燃を繰り返す．また，外用薬においても接触皮膚炎を生じることがあり，アミノグリコシド系抗菌薬のフラジオマイシン硫酸塩，防腐剤として使用されるパラベンやイソチアゾリノン，界面活性剤などが原因の1つとして報告されている[15]~[17]．臨床症状や経過から接触皮膚炎を疑った場合には，パッチテス

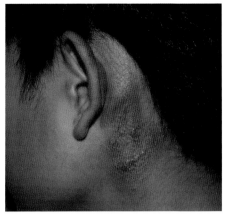

図 2. 10 歳台，女性．接触皮膚炎
帯状疱疹の鑑別目的にギムザ染色を実施したがウイルス性巨細胞は陰性．虫刺症に対して使用していた市販外用薬による接触皮膚炎と診断

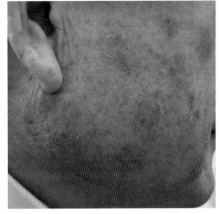

図 3. 70 歳台，男性．白癬
右頬に遠心性に拡大する環状紅斑を認める

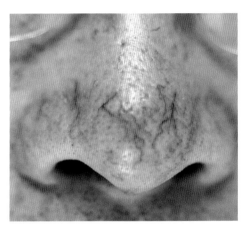

図 4. 60 歳台，男性．酒皶
鼻部に毛細血管拡張を認める

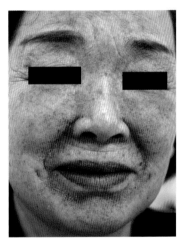

図 5. 70 歳台，女性．ステロイド酒皶
顔面のステロイド外用部位に一致して紅斑，毛細血管拡張を認める

トなどを含めた原因精査が必要となるため皮膚科への受診を考慮する．

2．白　癬（図 3）

皮膚糸状菌（白癬菌）による浅在性の皮膚真菌感染症である．瘙痒を伴った紅斑や紅色小丘疹として発症し，遠心性に拡大し環状の病変を形成する．中心部は軽度の色素沈着を残して軽快し，周辺部は堤防状に軽度隆起して鱗屑，丘疹，小水疱などを認める[18]．

3．酒　皶（図 4）

中高年の顔面，特に鼻部に好発するびまん性の発赤と毛細血管拡張が数ヶ月以上持続する難治性の慢性炎症性の皮膚疾患である．明らかな原因は不明だが，日光や精神的ストレス，飲酒，毛包虫感染などの外的刺激に対する感受性が高まり，炎症や血管増生が生じると考えられている[19]．

4．酒皶様皮膚炎（ステロイド酒皶）（図 5）

ステロイド外用薬を顔面に不適切に長期間使用した結果，外用部に一致して酒皶に類似した紅斑，毛細血管拡張などが生じる．ステロイド外用薬を直ちに中止し，タクロリムス外用薬や非ステロイド外用薬に速やかに変更する必要性がある[20]．

5．皮膚悪性腫瘍

頭頸部領域は長期間紫外線に曝露されていた部

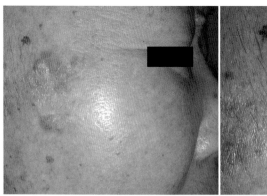
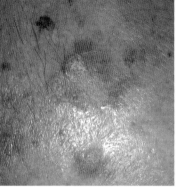

図 6. 70 歳台，女性．日光角化症　　　　a｜b
右頬に軽度の角化を伴った淡紅色の紅斑を認める（a：全体像，b：拡大像）

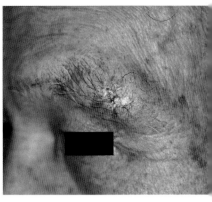

図 7. 80 歳台，男性．有棘細胞癌
左眉部に角化を伴った境界不明瞭な
紅斑を認める

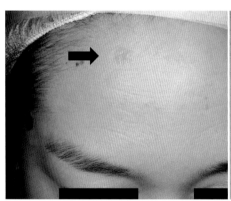
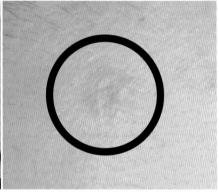

a｜b

図 8. 40 歳台，女性．基底細胞癌
前額部に無色素性の境界不明瞭な結節を認める．非典型的だが，生検で BCC と診断
（a：全体像，b：拡大像）

位であり，日光角化症（図6）やボーエン病，有棘
細胞癌（図7），基底細胞癌（図8），悪性黒色腫など
皮膚悪性腫瘍の発生の好発部位である．初期像が
湿疹様を呈することもあるため，外用治療で改善
が認められない場合には皮膚悪性腫瘍の可能性を
考え，皮膚科への受診を考慮する必要がある．

おわりに

　頭頸部領域の皮膚疾患は，実臨床においては皮
膚科以外の診療科（耳鼻咽喉科，眼科，小児科な
ど）で加療されていることも多い．外用治療に難
治性の場合には，細菌や真菌などの皮膚感染症，
原因が除去されていない接触皮膚炎，皮膚悪性腫
瘍など他疾患の可能性を考慮し，皮膚科への受診
を行うことが重要と考えている．

参考文献
1) 清水　宏：皮膚とは：2．あたらしい皮膚科学
　 第3版．中山書店，2018.
2) 佐伯秀久：外用療法の理論と実際．Visual Der-
　 matology，18(5)：446-449，2019.
　 Summary 外用薬の種類，使用方法，副作用
　 など外用療法の基本的な理論について解説．
3) 日野治子：古典的外用薬の使い方．MB Derma,
　 82：6-12，2003.
4) 増井友里：ステロイド外用薬．MB Derma,
　 255：1-5，2017.
5) 大槻マミ太郎：ステロイド外用薬の効力と剤型
　 のメリットを存分に引き出すには．Visual Der-
　 matology，8(3)：274-279，2009.
6) 加藤則人，大矢幸弘，池田政憲ほか：アトピー
　 性皮膚炎診療ガイドライン 2018．日皮会誌，128
　 (12)：2431-2502，2018.
　 Summary ステロイド外用薬の選択や使用量
　 の目安となる finger tip unit：FTU の概念，副

作用などについて解説.

7）大谷道輝：ジェネリック医薬品の注意点,
Visual Dermatology, **18**(15)：456-460, 2019.
　Summary　外用薬の先発医薬品とジェネリッ
クの違いについて解説. ジェネリック医薬品は
添加物による接触皮膚炎に注意が必要.

8）Feidmann RJ, Maibach HI：Regional variation
in percutaneous penetration of 14C cortisol in
man. J Invest Dermatol, **48**(2)：181-183, 1967.

9）伊豆邦夫, 戸倉隆史：ステロイド外用剤の副作
用とその対策. MB Derma, **91**：17-22, 2004.

10）太田智秋：ステロイド外用剤. MB Derma, **82**：
13-18, 2003.

11）日本皮膚科学会：汎発性皮膚瘙痒症ガイドライ
ン. 日皮会誌, **122**(2)：267-280, 2012.

12）松永佳世子：非ステロイド外用薬. MB Derma,
82：19-23, 2003.
　Summary　非ステロイド抗炎症薬を含有する
外用薬の有用性, 問題点, 使い方について詳細
に解説.

13）堀越貴志：アトピー性皮膚炎の薬物療法. MB
Derma, **1**：55-64, 1997.

14）Seyama S, Hayakawa R, Kato Y：Results of
patch testing with topical non steroidal antiin-
flammatory drugs(NSAIDs)in patients with
atopic dermatitis. Environmental Dermatol-
ogy, **7**(3)：137-143, 2000.

15）松永佳世子, 齋藤健太：フラジオマイシン硫酸
塩. 松永佳世子(監)：110-113, 接触皮膚炎と
パッチテスト. 学研メディカル秀潤社, 2019.

16）鈴木加奈子, 松永佳世子：パラベンミックス.
松永佳世子(監)：130-133, 接触皮膚炎とパッチ
テスト. 学研メディカル秀潤社, 2019.

17）西岡和恵：イソチアゾリノンミックス. 松永佳
世子(監)：162-165, 接触皮膚炎とパッチテス
ト. 学研メディカル秀潤社, 2019.

18）清水　宏：体部白癬. 顔面白癬：535, あたらし
い皮膚科学　第3版, 中山書店, 2018.

19）清水　宏：酒皶：366, あたらしい皮膚科学　第
3版, 中山書店, 2018.

20）清水　宏：酒皶様皮膚炎：367, あたらしい皮膚
科学　第3版, 中山書店, 2018.

一般社団法人日本頭頸部癌学会主催　第11回教育セミナーのご案内

一般社団法人　日本頭頸部癌学会

教育委員会委員長　　白倉　　聡

　一般社団法人日本頭頸部癌学会主催第11回教育セミナーを下記の要領で開催いたしますのでご案内申し上げます．会場は「大阪国際会議場」です．第44回日本頭頸部癌学会会場と同じ会場となります．

　第11回教育セミナーの内容は1)総論，2)大唾液腺がん，3)喉頭がんといたしました．本セミナー受講者には日本がん治療認定医機構の学術単位(3単位)，日本口腔外科学会専門医制度の資格更新のための研修単位(5単位)，日本耳鼻咽喉科学会専門医資格更新の学術業績・診療以外の活動実績(0.5単位)が与えられます．また，日本頭頸部外科学会主催頭頸部がん専門医申請資格の学術活動として認められますので，多数のご参加をお待ちしております．なお，日本耳鼻咽喉科学会専門医の方は必ずICカードをお持ちください．専門医ICカードのみでの受付となります．

　セミナー当日には翌5日からの第44回日本頭頸部癌学会の受付等は行っておりません．

記

1．**日　時**：2020年6月4日(木)　12：30〜17：30(予定)

2．**会　場**：大阪国際会議場　10階　会議室1003・会議室1001＋1102(予定)

　　　　　〒530-0005　大阪府大阪市北区中之島5丁目3-51

　　　　　TEL：06-4803-5555(代)　URL：https://www.gco.co.jp/

3．**内　容**：テーマ1. 総論　　テーマ2. 大唾液腺がん　　テーマ3. 喉頭がん

4．**受講料**：5,000円「第11回教育セミナー」と明記の上，下記口座にお振り込みください．

　　　　　郵便振替口座：(当座) 00190-2-420734

　　　　　加入者名：一般社団法人　日本頭頸部癌学会

5．**定　員**：400名

6．**応募方法**：当学会HPに掲載の受講申込用紙に必要事項をご記入の上，日本頭頸部癌学会セミナー担当宛(jshnc-service@onebridge.co.jp)にメールにてお送りください．受講料の振り込みが確認され次第，参加受付証を郵送いたします．申込締切は2020年5月22日(金)(必着)です．先着順に受付いたします．

7．**参加資格**：特に規定はありません(ただし，一般の方は対象としておりません)．医師以外のメディカルスタッフの方も歓迎いたします．なお，医学生，初期研修医，医師以外のメディカルスタッフの方は受講料が不要ですが，指導教授(医)または所属部署の責任医師の証明が必要です．頭頸部癌学会HP内の案内に書式を掲載しますので，受講申込用紙と併せてご提出ください．

8．**注意事項**：原則当日受付は行いません．席に余裕がある場合には受講のみは可能としますが，いかなる理由であっても当日受付での受講修了証の発行はいたしませんのでご注意ください．
　　　　　また，第44回日本頭頸部癌学会の日程が6月5日(金)〜6日(土)となる関係上，今回の教育セミナーは木曜日の開催です．例年とは曜日が異なるのでご注意ください．

以上

第 65 回日本聴覚医学会総会・学術講演会

会　期：2020 年 10 月 7 日（水）・8 日（木）・9 日（金）

会　場：ウィンクあいち

　　　　〒 450-0002　愛知県名古屋市中村区名駅 4-4-38

　　　　TEL 052-571-6131（代）／FAX 052-571-6132

会　長：曾根　三千彦（名古屋大学医学部耳鼻咽喉科学講座教授）

プログラム：

　主題 1：聴覚の可塑性—基礎研究から臨床所見まで

　主題 2：他覚的聴覚検査の応用と評価

　　他，特別講演，一般演題を予定

演題募集期間：2020 年 4 月 8 日（水）〜6 月 10 日（水）

　演題募集の詳細については，第 65 回日本聴覚医学会総会・学術講演会のホームページ（http://audi
ology65.umin.jp/）をご覧ください.

【事務局】名古屋大学医学部耳鼻咽喉科

　　　　〒 466-8550　愛知県名古屋市昭和区鶴舞町 65

　　　　TEL 052-744-2323／FAX 052-744-2325

　　　　E-mail audiology65@sunpla-mcv.com

FAXによる注文・住所変更届け

改定：2015 年 1 月

毎度ご購読いただきましてありがとうございます．

読者の皆様方に小社の本をより確実にお届けさせていただくために，FAX でのご注文・住所変更届けを受けつけております．この機会に是非ご利用ください．

◇ご利用方法

FAX 専用注文書・住所変更届けは，そのまま切り離して FAX 用紙としてご利用ください．また，注文の場合手続き終了後，ご購入商品と郵便振替用紙を同封してお送りいたします．**代金が 5,000 円をこえる場合，代金引換便とさせて頂きます**．その他，申し込み・変更届けの方法は電話，郵便はがきも同様です．

◇代金引換について

本の代金が 5,000 円をこえる場合，代金引換とさせて頂きます．配達員が商品をお届けした際に，現金またはクレジットカード・デビットカードにて代金を配達員にお支払い下さい(本の代金＋消費税＋送料)．(※年間定期購読と同時に 5,000 円をこえるご注文を頂いた場合は代金引換とはなりません．郵便振替用紙を同封して発送いたします．代金後払いという形になります．送料は定期購読を含むご注文の場合は頂きません)

◇年間定期購読のお申し込みについて

年間定期購読は，1 年分を前金で頂いておりますため，代金引換とはなりません．郵便振替用紙を本と同封または別送いたします．送料無料，また何月号からでもお申込み頂けます．

毎年末，次年度定期購読のご案内をお送りいたしますので，定期購読更新のお手間が非常に少なく済みます．

◇住所変更届けについて

年間購読をお申し込みされております方は，その期間中お届け先が変更します際，必ずご連絡下さいますようよろしくお願い致します．

◇取消，変更について

取消，変更につきましては，お早めに FAX，お電話でお知らせ下さい．

返品は，原則として受けつけておりませんが，返品の場合の郵送料はお客様負担とさせていただきます．その際は必ず小社へご連絡ください．

◇ご送本について

ご送本につきましては，ご注文がありましてから約 1 週間前後とみていただきたいと思います．お急ぎの方は，ご注文の際にその旨をご記入ください．至急送らせていただきます．2～3 日でお手元に届くように手配いたします．

◇個人情報の利用目的

お客様から収集させていただいた個人情報，ご注文情報は本サービスを提供する目的(本の発送，ご注文内容の確認，問い合わせに対しての回答等)以外には利用することはございません．

その他，ご不明な点は小社までご連絡ください．

株式会社 **全日本病院出版会**　〒113-0033 東京都文京区本郷 3-16-4-7 F
電話 03(5689)5989　FAX03(5689)8030　郵便振替口座 00160-9-58753

年　　月　　日

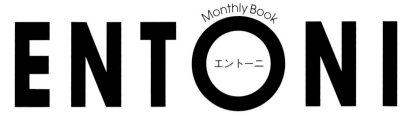

FAX 専用注文書

「Monthly Book ENTONI」誌のご注文の際は，この FAX 専用注文書もご利用頂けます．また電話でのお申し込みも受け付けております．
毎月確実に入手したい方には年間購読申し込みをお勧めいたします．また各号 1 冊からの注文もできますので，お気軽にお問い合わせください．

バックナンバー合計
5,000 円以上のご注文
は代金引換発送

―お問い合わせ先―
㈱全日本病院出版会 営業部
電話 03(5689)5989　　FAX 03(5689)8030

□**年間定期購読申し込み**　**No.**　　　から

□**バックナンバー申し込み**

No.	-	冊	No.	-	冊	No.	-	冊	No.	-	冊
No.	-	冊	No.	-	冊	No.	-	冊	No.	-	冊
No.	-	冊	No.	-	冊	No.	-	冊	No.	-	冊
No.	-	冊	No.	-	冊	No.	-	冊	No.	-	冊

□**他誌ご注文**

冊		冊

お名前	フリガナ　　　　　　　　　　　　　　　㊞	診療科

ご送付先	〒　　-　　 □自宅　　□お勤め先	

電話番号	□自宅 □お勤め先

FAX 03-5689-8030 全日本病院出版会行

年　　月　　日

住 所 変 更 届 け

お名前	フリガナ		
お客様番号			毎回お送りしています封筒のお名前の右上に印字されております8ケタの番号をご記入下さい。
新お届け先	〒　　　　　　　都道府県		
新電話番号	（　　　　　）		
変更日付	年　　月　　日より		月号より
旧お届け先	〒		

※ 年間購読を注文されております雑誌・書籍名に✓を付けて下さい。
- ☐ Monthly Book Orthopaedics （月刊誌）
- ☐ Monthly Book Derma. （月刊誌）
- ☐ 整形外科最小侵襲手術ジャーナル （季刊誌）
- ☐ Monthly Book Medical Rehabilitation （月刊誌）
- ☐ Monthly Book ENTONI （月刊誌）
- ☐ PEPARS （月刊誌）
- ☐ Monthly Book OCULISTA （月刊誌）

Monthly Book ENTONI バックナンバー

通常号⇒2,500 円＋税
※No.197 以前発行のバックナンバー，各目次等
　の詳しい内容は HP（www.zenniti.com）をご
　覧下さい.

Monthly Book ENTONI No.240

2020年1月15日発行（毎月1回15日発行）
定価は表紙に表示してあります.
Printed in Japan

発行者　末　定　広　光
発行所　株式会社　全日本病院出版会
〒113-0033 東京都文京区本郷3丁目16番4号7階
電話（03）5689-5989　Fax（03）5689-8030
郵便振替口座 00160-9-58753

印刷・製本　三報社印刷株式会社　電話（03）3637-0005
広告取扱店　㈱日本医学広告社　電話（03）5226-2791